太白七药志

顾　问　曹公义　曹建平

主　编　张登科

副主编　高　昕　孙文军　闵智乾

编　委（按姓氏笔画排序）

　　　　吉鹏程　孙　静　孙文军

　　　　李恩昌　闵智乾　张　茜

　　　　张登科　胡小虎　党海霞

　　　　钱　铭　高　昕　薛冬英

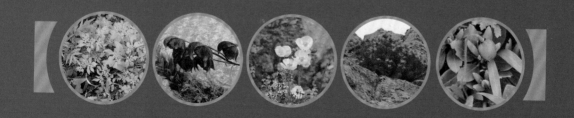

人民卫生出版社

图书在版编目（CIP）数据

太白七药志 / 张登科主编 . —北京：人民卫生出
版社，2020

ISBN 978-7-117-28583-4

I. ①太… Ⅱ. ①张… Ⅲ. ①太白山 — 中药志 Ⅳ.
①R281.441

中国版本图书馆 CIP 数据核字（2019）第 109269 号

人卫智网	www.ipmph.com	医学教育、学术、考试、健康，购书智慧智能综合服务平台
人卫官网	www.pmph.com	人卫官方资讯发布平台

太白七药志

主　　编：张登科
出版发行：人民卫生出版社（中继线 010-59780011）
地　　址：北京市朝阳区潘家园南里 19 号
邮　　编：100021
E - mail：pmph @ pmph.com
购书热线：010-59787592　010-59787584　010-65264830
印　　刷：北京盛通印刷股份有限公司
经　　销：新华书店
开　　本：787 × 1092　1/16　印张：15
字　　数：365 千字
版　　次：2020 年 3 月第 1 版　2020 年 3 月第 1 版第 1 次印刷
标准书号：ISBN 978-7-117-28583-4
定　　价：105.00 元
打击盗版举报电话：010-59787491　E-mail：WQ @ pmph.com
质量问题联系电话：010-59787234　E-mail：zhiliang @ pmph.com

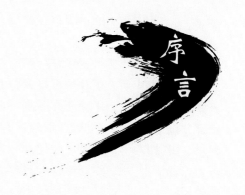

序言

　　秦岭主体位于陕西省，象征着中华文明的龙脉，其主峰太白山不仅是中国大陆青藏高原以东第一高峰（海拔 3 767m），更是我国最丰富的生物基因库之一。它那绵延了数千年的绿色情怀，孕育了一大批珍稀植物和药用植物"精灵"，自古就有"太白山上无闲草，认得都是宝，不认得都是草"的谚语。太白山是长江和黄河两大水系分水岭，具低山、中山、高山等地貌类型，界限清楚、特点各异。太白山以高、寒、险、奇、富饶、神秘著称，山顶常年积雪，自古以来生活在那里的人们在得天独厚的环境中锻造自我，激发出非比寻常的生命智慧。由于在打猎、砍柴等过程中经常造成"五劳七伤"，他们就地取材用太白七药缓解和消除病痛。何谓"七药"？"七"者"漆"也，有如胶似漆，能黏合金疮之意。由于心口相授，代代相传，"漆"变成了"七"。太白山草医认为这类草药作用类似于中药中的三七，一般具有止血散瘀、消肿止痛、祛风除湿、活血调经、清热解毒等功能，主治"五劳七伤"，五劳者乃五脏之受损，七伤者乃伤气、伤血、伤筋、伤骨、伤形、伤肉、伤志也。

　　太白七药一般不炮制，配方时直接切片，当地又称其为"生药"。太白山脚下的太白县现在还有"生药联合诊所"和当地药材公司专门收购销售七药的药店。

　　太白七药通过长期的医疗实践，形成了独特的理论体系。如桃儿七称为七药之土，七药之首，草药之君；红毛七为七药之国老，专司调节诸药。桃儿七、芋儿七、长春七、金牛七、朱砂七、太白三七、红毛七、钮子七被称为七药中的"八大金刚"。1957 年以著名草医李伯生为代表的太白草医药人员，总结出 72 种七药的"药性赋"，在民间广为流传，如"桃儿七主治伤劳，尸儿七专治腰痛，长春七除风湿痹，金牛七疗跌打损伤，朱砂七主治胃病，太白三七专治腰痛……"。七药的理论基础与中医中药理论一脉相承。如太白山草医认为病有七因：风、寒、暑、湿、郁、损、衰。治疗有七法：补、泻、宣、通、理、散、收。七药理论也采用"四气五味""升降浮沉""归经补泻""阴阳五行""辨证论治""理法方药"等学说。这些理论来源于实践，又用于指导临床。七药配伍同其他中药配伍一样，应根据具体病情需要，按照用药法则，审慎选择两种以上的药物合用，以充分发挥药效，取得预期疗效。

　　据初步统计，太白山共有七药 149 种，分布于阔叶林带、针叶林带和亚高山灌丛草甸三大植被谱带，七药生长于多样性的生态环境下，蕴量丰富，构成了一个巨大的天然草药宝库。太白七药理论是历代太白草医和药农智慧的总结，是千百年来人类同疾病作斗争的智慧结晶，其疗效独特，是我国民间草药的一朵奇葩，在疾病的防治过程中发挥着不可替代的作用。

《太白七药志》收载的草药95味，皆生长于太白山并为草医习用，命名中均含有"七"字。书中所有图片均系在太白山原生境的原创拍摄。全书分为总论与各论，总论部分概括性地介绍了太白七药的名称由来、生长环境、民间治疗经验、用药特点等内容；各论部分包括七药的拉丁名、来源、植物形态、生境、采制、药材性状、性味、临床应用、禁忌、注意事项等内容。

编者从小生长在太白县，20世纪80年代在县药材公司工作期间就被七药的独特疗效所吸引，经常与当地草医走进太白山采挖七药，并与"太白草医王"李伯生及其家族以及众多的太白草医有着广泛深入的接触，日积月累加深了撰写《太白七药志》之决心。在撰写过程中，本书始终围绕太白七药是什么、临床如何用两个基本问题着墨，突出七药特色，务求简明、质朴、准确、系统地整理、保存七药的治疗经验，以助于七药的传承和发扬。为避免错谬，本书还特邀草医专家参与编写、审核，确认关键信息，即所收载七药的专属性鉴别、生境、临床应用等，使该志的形成有别于其他志书，为广大七药研究者、使用者和爱好者提供了一本接地气、真实、科学的重要参考书。

我于1985年夏天赴太白山采药时与张登科先生相识，彼时他在太白县药材公司工作，虽素昧平生，竟不辞辛苦，整整陪同我7天，翻山越岭，采药、认药并走访草医，获益颇丰。他的朴实、热诚和对太白药用资源的熟谙，令我不胜感佩，也使我初次领略了太白山的自然风貌和太白七药的神秘及其用药理论的博大精深。自那时起，我与他结为好友，虽少面晤，但音信不断，至今已逾30年。2017年秋，我到西安开会，他陪我驱车穿越隧道，到秦岭爬山、采药。旧地重游，天堑变通途，不禁感慨万千。今值登科兄倾心大作《太白七药志》付梓之际，欣然为之作序，为友情，为太白七药之发掘，也为中医药之传承发展。

王峰涛

2020年元月

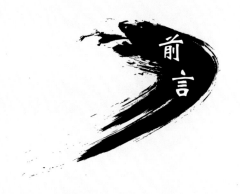
前言

　　太白山为秦岭的重要山脉，有"植物的天然宝库"之美誉。"太白山上无闲草，满山遍野都是宝。认得作药用，不识任枯凋"。太白七药在当地民间应用十分广泛，是太白山药用植物奇特而典型的代表，以其极高的药用价值，成为我国民间草药的一朵奇葩。

　　《太白七药志》地域特点突出，所收载的草药近百味，皆生长于太白山并为草医习用，且命名中均含有"七"字。书中所有图片系太白山当地原创性拍摄，图文并茂。全书分为总论与各论，总论部分概括性地介绍了太白七药的名称由来、治疗经验保存、用药特点及生长环境等内容；各论部分包括拉丁名、来源、植物形态、生境、采制、药材性状、性味、临床应用、禁忌、注意事项等内容。在编写过程中，始终围绕"太白七药是什么""临床如何用"两个基本问题而着墨，试图突出草药特色，力求简明、质朴、准确、避免庞杂。

　　经多年努力，数易其稿，终将书稿付梓，奉献同道。读者若能静心一览，悉心体会，将获益匪浅，相信本书会成为广大中医药工作者研究太白七药的重要参考书。

　　付梓之际，特别感谢原上海中医药大学党委书记洪嘉禾教授对本书的指导并为本书题名；特别感谢本书顾问太白草医、眉县天源中草药开发有限公司曹公义和曹建平在本书所收七药的图片鉴别、生境确证、临床应用确认等给予的大力支持和帮助；特别感谢上海中医药大学王峥涛教授在本书编写过程中提出的宝贵建议并为本书作序；感谢太白县公安局强永生老师、陕西省药用植物红豆杉科技示范基地刘真祥老师在实地摄影中提供的帮助；感谢西安交通大学夏文博、王哲钰两位同学在资料整理中给予的付出。本书引用了部分书刊杂志的有关内容，谨此也向相关文献作者致以深深的谢意！

　　为避免错谬，特邀请有关草医专家参与编写、审核，但限于学识和水平，谬误在所难免，恳请读者批评指正。

编者

2020 年元月

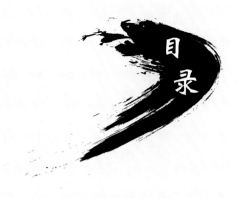

目 录

根茎

全草

皮

果实

藤茎

假鳞茎

地衣体

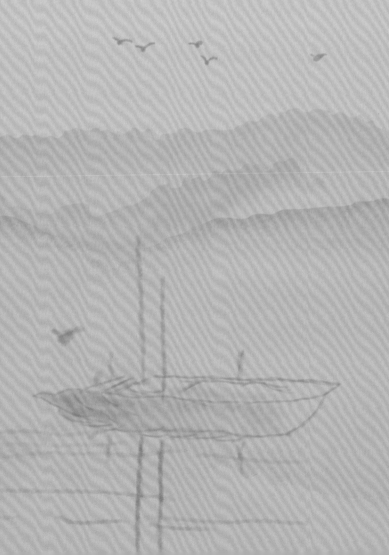

上篇 总论

太白山被人们称为"植物的天然宝库"，谚语云"太白山上无闲草，禽兽木石都是宝"。太白山上生长的草药习惯上以七字命名，称为"太白七药"。太白七药是太白山下世世代代劳动人民治疗疾病的产物，受到当地群众青睐。此类草药多能活血止痛、祛瘀除痹，疗效独特，被视为"药中之宝"。

一、太白七药简介

（一）名称由来

太白山地区的民间草医认为，病有七因，治有七法，主治五劳七伤等，故而用于治病的草药称为"七药"。纵观七药的具体命名方式，大致可分为三类。一类是依据植物体和药材形态、颜色命名，占很大一部分，如寸节七、凤尾七、灯台七、偏头七等；另一类是依据药材性味功能命名，占相当部分，如羊膻七、天王七、土三七等；还有一类是依据产地和生长环境命名，占少部分，如太白三七等。

（二）治疗经验保存

关于太白七药治疗经验的保存，新中国成立以前主要是靠一些寺庙中的僧人将七药治病的零散信息搜集在一起，经过临床提炼而流传下来，著名草医药专家李伯生则为其中代表之一。李伯生因战乱入寺，在寺中将先师与同仁的经验以及民间流传的资料整理为《太白草药性赋》《太白草药汤头歌》和《太白草药性歌诀》。1970年，陕西省太白县卫生局组织编写了《太白中草药》，使太白七药的治病经验相对完整地得到了保存。近年来，有记载的太白七药已达百余种，民间还有大量关于七药临床疗效的谚语，如"打得两腿跛，离不开铁裹脚（红三七）；虚劳要得好，必需凤凰草（凤尾七）""认得一枝箭（马牙七），不怕虫咬三遍"等。这些谚语既说明了七药在民间享有很高的声誉，也通过简洁的语言保存了七药治疗疾病的信息。

（三）用药特点

虽然太白七药本质上属于草药范畴，具有鲜明的地域特色，但是，太白草医在吸收中医药理论的基础上，通过长期的医疗实践也形成了对病因、治法的一些朴素而独特的认识。太白草医认为，病因包括风、寒、暑、湿、郁、损、衰七因。又有五劳七伤之说，五劳者五脏之受损，七伤者乃伤气、伤血、伤筋、伤骨、伤形、伤肉、伤志。草医将治法亦概括为七种，即补、泻、宣、通、理、散、收七法。这些认识有效地指导着太白七药在临床的应用。

"四梁八柱"原本是一种俗称，说的是一种中国古代传统的建筑结构。太白草医们采用"四梁八柱"的称谓用于归纳七药的配伍法则。四梁由桃儿七、长春七、金牛七、铁牛七四味药组成，又称君梁。八柱又分为臣柱、佐柱、使柱。臣柱为尸儿七、朱砂七、红毛七、盘龙七、太白三七、竹根七、凤尾七等；佐柱为钮子七、蜈蚣七、青蛙七、追风七、荞麦七等；使柱为黄三七、金毛七、飞天蜈蚣七、土三七等。四梁八柱中的君梁、臣柱、佐柱、使柱构成了七药的"君臣佐使"。

七药配伍除四梁八柱之外，还有七药之"王、国老、八大金刚"。七药之王为桃儿七，乃七药之首、草药之君；国老为红毛七，专司调节诸药；八大金刚包括桃儿七、尸儿七、长春七、金牛七、朱砂七、太白三七、红毛七、钮子七，为七药中的主要药物。

太白七药性味以温、凉、苦、辛为主，多有清热解毒、祛瘀消肿及活络除湿等功效，因品种不同,其功又各异。对其功能主治的归纳,从现有文献资料看,表述不尽相同。按"七"分类,功效表述为:一活血,二止痛,三止血,四消肿,五解毒,六除痹,七理伤。其主治有七:一治诸般出血,尤善治金刃、箭伤、跌打损伤之出血;二治气血瘀滞、外伤、痈肿疔毒等所致的疼痛;三治外伤瘀肿、疮疡诸肿;四治虫兽咬伤;五治蛇、蝎、蜈蚣等毒伤及疮痈肿毒;六治风湿诸般痹痛;七治五劳七伤。临床实践中,太白草医根据患者病情随症加减药味。除单方外,七药常常是与中药结合在一起治疗疑难病症的。

二、太白七药的生长环境

太白山位于陕西太白县、眉县、周至县交界处,形成于一亿年以前的燕山运动时期,是以巨大的花岗岩体为核心的断块山,第四纪冰川遗迹至今犹存。太白山是秦岭最高的一段山脉,主峰海拔 3 767m,山势磅礴,悬岩陡壁,紫外线照射强,昼夜温差大,风大土薄。太白山气候瞬息万变,时而晴空万里,时而骤雨冰霜,四季积雪,有"太白积雪六月天"之说。太白山高涧飞瀑,湖水清澈碧绿,自下而上垂直分布暖温带、温带、寒温带、亚寒带。太白山独特的自然环境孕育了多种多样生物种群,起源古老,木本草本共繁共荣,在复杂多变的气候因素下,形成太白山特有的草药品种。

太白七药分布于阔叶林带、针叶林带和亚高山灌丛草甸三大植被谱带,多生长在高、寒、险、奇之处,在严酷的生长环境中迎风笑日,顽强生长,繁衍生息。为了适应环境,太白七药中有的植株变得低矮,有的叶片变厚而且革质化,有的根变得肥大坚韧,长度超过植株几倍,以便穿过岩石缝隙把根扎得更深。而且,太白七药体内能产生某些对抗不良环境的化学物质,其中具有药用价值的生物活性物质就是太白七药具有独特疗效的物质基础。

太白七药的珍稀名贵品种主要有桃儿七、铁牛七、朱砂七、红毛七等。虽种类繁多,分布广泛,但受自然环境限制,生长缓慢,加之药材用量增大等因素,导致部分七药的数量减少,产量下降。因此,加强对太白七药资源的保护已迫在眉睫。

【参考文献】

[1] 胡步超,申作淘.太白草医药考证及理论体系探讨[J].中国民族民间医药杂志,1996(5):1-2.
[2] 胡步超,徐文友.太白山草药分布生态与科属[J].中国民族民间医药杂志,1997(25):34-35.
[3] 程虎印.太白山"七药"及其植物资源研究[J].陕西中医,1990(8):371-372.
[4] 李世全.秦岭巴山天然药物志[M].西安:陕西科学技术出版社,1987:343-344.
[5] 郭增军,卜筱茜,王军宪,等.陕西"七药"植物资源及研究概要[J].中国民族民间医药杂志,2006(2):79-81.
[6] 李萍,任红莉.陕西地产"七"药[J].世界最新医学信息文摘,2003,2(3):681-686.
[7] 王继涛.秦岭主峰太白山药用植物分布调查研究[J].陕西中医学院学报,2005,28(4):61-63.

下篇 各论

根

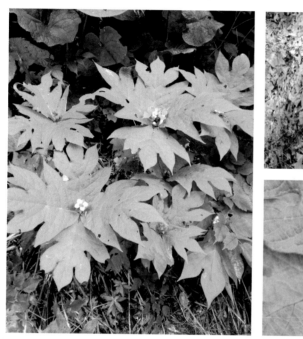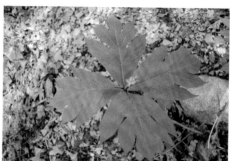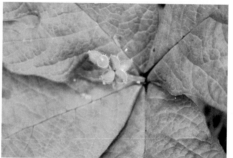

天王七（莛子藨原植物图）

【来源】忍冬科莛子藨属植物莛子藨 *Triosteum pinnatifidum* Maxim. 的根。

【植物形态】多年生草本；茎开花时顶部生分枝 1 对，高达 60cm，具条纹，被白色刚毛及腺毛，中空，具白色的髓部。叶羽状深裂，基部楔形至宽楔形，近无柄，轮廓倒卵形至倒卵状椭圆形，长 8~20cm，宽 6~18cm，裂片 1~3 对，无锯齿，顶端渐尖，上面浅绿色，散生刚毛，沿脉及边缘毛较密，背面黄白色；茎基部的初生叶有时不分裂。聚伞花序对生，各具 3 朵花，无总花梗，有时花序下具卵全缘的苞片，在茎或分枝顶端集合成短穗状花序；萼筒被刚毛和腺毛，萼裂片三角形，长 3mm；花冠黄绿色，狭钟状，长 1cm，筒基部弯曲，一侧膨大成浅囊，被腺毛，裂片圆而短，内面有带紫色斑点；雄蕊着生于花冠筒中部以下，花丝短，花药矩圆形，花柱基部被长柔毛，柱头楔状头形。果实卵圆，肉质，具 3 条槽，长 10mm，冠以宿存的萼齿；核 3 枚，扁，亮黑色。种子凸平，腹面具 2 条槽。花期 5~6 月，果期 8~9 月。

【生境】生于海拔 1 600~2 300m 的林下或灌丛中。

【采制】秋、冬季采收，鲜用或切片晒干。

【药材性状】根呈不规则的圆锥形，长 6~9cm，直径 0.6~1cm。表面黄棕色至棕褐色，粗糙，根头部有多数茎基，下部常有 2 至数条根丛生，并可见细纵纹及横裂纹，栓皮呈鳞片状剥离。质坚硬，断面黄棕色，皮部略粉性，木部纤维性，有放射状纹理。气微，味苦。

【性味】性平，味苦、涩。

【临床应用】

（1）风湿痹痛，关节不利：天王七 10g，追风七 10g，虎杖 10g，桃儿七 3g。水煎或泡酒服。

（2）脾胃虚弱导致的食少，纳呆，白带，月经不调：可与大头党参、荞麦七等同用。

【参考文献】

［1］国家中医药管理局《中华本草》编委会.中华本草：第7册［M］.上海：上海科学技术出版社，1999：228.

［2］黄泰康，丁志遵，赵守训，等.现代本草纲目［M］.北京：中国医药科技出版社，2001：360.

［3］张志英.陕西中药名录［M］.西安：陕西科学技术出版社，1989：314.

［4］李世全.秦岭巴山天然药物志［M］.西安：陕西科学技术出版社，1987：22.

［5］陕西省革命委员会卫生局，商业局.陕西中草药［M］.北京：科学出版社，1971：557-558.

［6］蔡永敏.中药药名辞典［M］.北京：中国中医药出版社，1996：47.

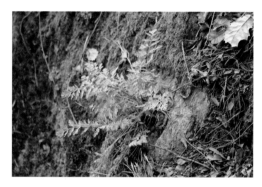

长春七（灰毛岩风原植物图）

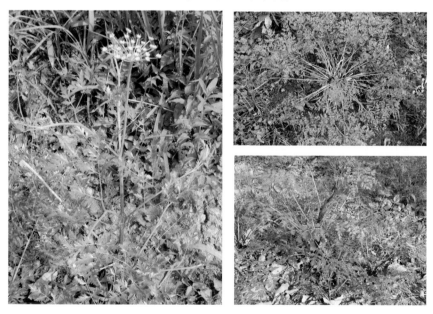

长春七（岩风原植物图）

【来源】伞形科岩风属植物岩风 Libanotis buchtormensis（Fisch.）DC.、条叶岩风 Libanotis lancifolia K.T. Fu 和灰毛岩风 Libanotis spodotrichoma K.T. Fu 的根。

【植物形态】

（1）岩风：多年生亚灌木状草本，高 0.2~1m。根颈粗壮，直径 1~3cm，一般长 2~4cm，但有时露出地面很高而达 14cm，存留密集的棕褐色枯鞘纤维；根圆柱状，直径 1~2cm，长 8~30cm，灰棕色，下部有少数分枝。茎单一或数茎丛生，茎有棱角状凸起的条棱和纵沟，光滑无毛，髓部充实，基部直径 0.5~1.2cm，下部开始分枝，以上部分枝较多。基生叶多数丛生，有柄，叶柄长 2.5~12cm，三角状扁平，内面为宽阔浅纵槽，外面有纵长条纹，基部为宽阔叶鞘，边缘膜质；叶片轮廓长圆形或长圆状卵形，长 7~25cm，宽 5~12cm，二回羽状全裂或三回羽状深裂，羽片无柄或极少有短柄，末回裂片卵形或倒卵状楔形，长 0.7~3cm，宽 0.5~1.5cm，有 3~5 锐锯齿，齿端有小尖头，光滑无毛，仅背面叶脉和叶轴偶有乳头状毛；上部茎生叶无柄，仅有狭长披针形叶鞘；叶片较小，分裂回数较少。复伞形花序多分枝，花序梗粗壮有条棱，花序直径 3~12cm；总苞片少数或无，线形或线状披针形，长 1~1.5cm，宽 1~1.2mm，有稀疏短毛；伞辐 30~50，有条棱，并有短硬毛，初时紧密，花后十分叉开；小伞形花序有花 25~40；小总苞片 10~15，线形或线状披针形，长 4~5mm，宽 0.8~1mm，与花等长或超过，外面密生柔毛；花瓣白色，近圆形，有小舌片，内曲，外部多柔毛；萼齿披针形；花柱外曲，花柱基圆锥形。分生果椭圆形，横剖面近半圆形，长 3mm，宽 2~2.3mm，果棱尖锐凸起，密生短粗毛，沿果棱毛特多；每棱槽内油管 1，合生面油管 2；胚乳腹面平直，果实成熟后易分离和脱落。花期 7~8 月，果期 8~9 月。

（2）条叶岩风：本种与岩风的区别为有明显主茎，根茎粗壮，木质化，上端有多数呈鳞片状覆盖的枯萎叶鞘。基生叶为二回羽状复叶，小叶有柄。椭圆状披针形，全缘。复伞形花序多分枝，花序梗有稀疏短毛；无总苞片；伞辐 4~9，不等长，密生短毛；小伞形花序有花 5~10；小总苞片 5~7。双悬果半圆柱状，密被刚毛，背棱和中棱稍凸起；横切面五角形；每棱槽中油管 1，合生面油管 2。花期 9~10 月，果期 10~11 月。

（3）灰毛岩风：本种与上两种区别为植株呈灌木状，茎直立，分枝多而向上；基生叶有长柄，叶柄长 6~10cm，基部有宽阔叶鞘，边缘膜质；一回羽状复叶或近二回羽状全裂，小叶或羽片卵形。复伞形花序；无总苞，伞辐 5~12，不等长；小伞形花序有花 15~30；小总苞片 7~10。分生果狭长倒卵形，密被灰色长柔毛。花期 8~9 月，果期 9~10 月。

【生境】生于海拔 1 000~2 000m 的向阳石质山坡、石隙、路旁及河滩草地、灌木丛中。

【采制】秋季采挖，除去地上部分，洗净，切片，晒干。

【药材性状】根呈圆柱形，上粗下细，下部多有分枝，长 15~25cm。表面灰褐色，上部有横细纹，顶端有多数枯鞘纤维，下部可见支根痕。质硬脆，易折断，断面纤维状，不平坦；皮部黄白色，木部黄色；形成层成环，呈淡灰棕色，具胡萝卜样臭味，味微辛、苦，嚼之有麻舌感，且久不消失。

【性味】性温，味辛、甘。

【临床应用】

（1）风寒感冒：长春七 9g，防风 6g。水煎服。

（2）牙痛：①长春七 9g，细辛 24g，桃儿七 3g，铁牛七 1.5g，八爪金龙 3g。共为细末，每用 1.5g，用棉花包裹口含，勿下咽。②长春七 1 小片。咬痛牙处含化。

（3）风湿疼痛：长春七 9g，楤木根皮 9g，钮子七 6g。水煎服。

（4）跌打损伤，瘀血内停：①长春七 9g，金牛七 0.03g。童便 2 盅为引，水煎放凉服，每 3 小时服 2 盅。②金牛七和长春七各等量。共为散剂，每次 6g，童便冲服。

（5）高血压：长春七 9g，夏枯草 9g，黄芩 9g。水煎服。

（6）白血病：长春七 9g，何首乌 15g，马齿苋 30g。水煎服。

【参考文献】

［1］李世全.秦岭巴山天然药物志［M］.西安:陕西科学技术出版社,1987:34.

［2］南京中医药大学.中药大辞典:上册［M］.2 版.上海:上海科学技术出版社,2006:627-628.

［3］张志英.陕西中药名录［M］.西安:陕西科学技术出版社,1989:257.

［4］国家中医药管理局《中华本草》编委会.中华本草:第五卷［M］.上海:上海科学技术出版社,1999:971-973.

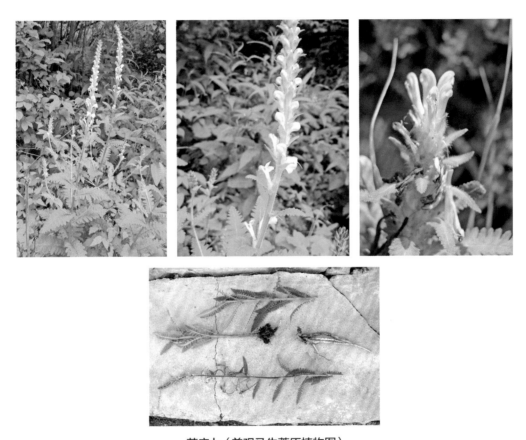

芝麻七（美观马先蒿原植物图）

【来源】玄参科马先蒿属植物美观马先蒿 *Pedicularis decora* Franch. 的根。

【植物形态】高达 1m，干时变为黑色，多毛。茎简单或有时上部分枝，中空，生有白色无腺的疏长毛。根茎粗壮肉质，以多少伸长而具节的鞭状根茎连接于接近地表而生有稠密须状根的根颈之上。叶线状披针形至狭披针形，长达 10cm，宽达 25mm，深裂至 2/3 处为长圆状披针形的裂片，裂片达 20 对，缘有重锯齿。花序穗状而长，毛较密而具腺，下部之花疏距，上部较密；苞片始叶状而长，愈上则愈小，变为卵形而具长尖，全缘；花黄色，萼有密腺毛，很小，长仅 3~4mm，少有更长者，齿三角形而小，锯齿不明显或几全缘；花管长 12mm，有毛，约长于萼三倍，下唇裂片卵形，钝头，中裂较大于侧裂，盔约与下唇等长，舟形，下缘有长须毛。果卵圆而稍扁，长 14mm，宽 8mm，两室相等，顶端有刺尖。

【生境】生于海拔 1 700~3 200m 的草地及林缘。

【采制】秋季采挖，去净茎叶及泥土，阴干。

【药材性状】呈圆柱形或"人"字形，长 10~20cm，直径 0.5~3cm。表面棕黑色或棕褐色。根茎粗壮，环节明显，表面着生多数须根；过渡根茎细长，长 4~6cm，直径 0.1~0.3cm；主根短粗，支根 2~3 条，表面具有细密的环纹及纵向皱纹。质硬而脆，易折断，断面平坦，黑褐色，中央有黄棕色小点（维管束）。气特异，微甜。

【性味】性温，味甘、微苦；有小毒。

【临床应用】

（1）风湿性关节炎，小便少：芝麻七 15g。水煎服。

（2）尿路结石，小便不畅：芝麻七 20g。研末，每服 6g，开水送服，一日 2 次。

（3）疥疮：芝麻七适量。煎汤洗患部。

（4）大疯癞疾，骨肉疽败，眉须堕落，身体痒痛：芝麻七适量。炒捣末，每服方寸匕，食前温酒下，一日三服。

【禁忌】反藜芦。忌生冷饮食及浆水。

【注意事项】不可多食，多食易导致呕吐。

【参考文献】

［1］郭增军．陕西七药［M］．西安：陕西科学技术出版社，2003：125．

［2］李世全．秦岭巴山天然药物志［M］．西安：陕西科学技术出版社，1987：5．

［3］江苏新医学院．中药大辞典：上册［M］．上海：上海科学技术出版社，1977：286-287．

［4］张志英．陕西中药名录［M］．西安：陕西科学技术出版社，1989：303．

［5］张志英，李继瓒，陈彦生．陕西种子植物名录［M］．西安：陕西旅游出版社，2000：94．

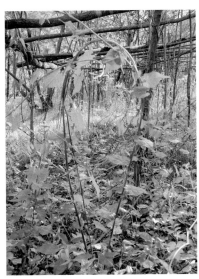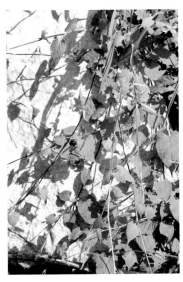

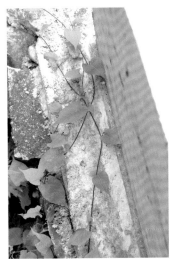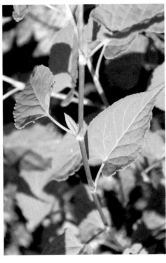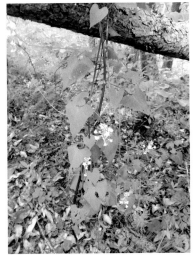

朱砂七（毛脉首乌原植物图）

【来源】蓼科何首乌属植物毛脉首乌 *Fallopia multiflora*（Thunb.）Haraldson var. *ciliinervis*（Nakai）Yonekura et H.Ohashi 的块根。

【植物形态】多年生蔓生草本。块根肥大，近木质，常呈卵圆状。鲜时断面黄红色，色似朱砂。故有"朱砂七"之称。茎细长，缠绕，中空，绿紫色，先端多分枝。叶互生，具长柄，柄长 0.5~5cm，叶片长圆状椭圆形，长 6~11cm，宽 3~6cm。先端长渐尖，基部心形至耳状箭形，上面无毛，下面沿脉被白色乳突状凸起，边缘微波状至全缘。托叶鞘膜质，褐色。花序圆锥状，顶生或腋生，花小，直径约 3mm。花梗纤细，基部具关节。花被 5 裂，白色或淡紫色，外侧裂片主脉具翅；雄蕊 8；柱头 3，盾状。小坚果三菱状，黑紫色，为扩大的膜质翅的花被所包。花期夏季。

【生境】生于海拔 900~1 200m 的沟岸、路旁、滩地及乱石堆中。

【采制】春秋采挖，除去须根，洗净，切片晒干备用。或用前蜜炙或醋炒用。

【药材性状】块根呈不规则块状或略呈圆柱形，长 8~15cm 或以上，直径 3~7cm。表面棕黄色，根头部有多数茎基呈疙瘩状。质极坚硬，难折断，剖面深黄色，气微，味苦。

【性味】性凉，味苦、微涩；有小毒。

【临床应用】

（1）扁桃体炎，痢疾，外伤感染，蜂窝织炎，脓痂疹，泌尿系感染：朱砂七研末。一次开水冲服 6g；或研末外敷；或配软膏外涂。

（2）胃痛，胃溃疡，肠道蛔虫：朱砂七 6g。研粉酒冲服。

（3）月经不调，气血积块及腹痛，崩漏：朱砂七（醋煮透）9~12g。水煮服。

（4）吐血，便血：朱砂七 12g、白茅根 12g、构白皮 12g、地骨皮 12g。黄酒煎服。

（5）急性菌痢：朱砂七（生品研末）。温开水冲服，一次 2g，一日 3~4 次，可连服七日。

（6）消化不良：朱砂七（酒制）研末。一次服用 1.5~2g。

【注意事项】孕妇慎服；少数病人服药后有腹胀、恶心、呕吐、手麻等反应，用量过大还有头晕反应。轻者不需停药，会自行消失，也不需作特殊处理；重者应立即就医。

【参考文献】

［1］郭增军.陕西七药［M］.西安:陕西科学技术出版社,2003 :133.

［2］国家中医药管理局《中华本草》编委会.中华本草:第 2 册［M］.上海:上海科学技术出版社,1999 :650.

［3］宋小妹,刘海静.太白七药研究与应用［M］.北京:人民卫生出版社,2011 :114.

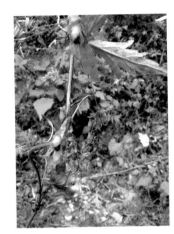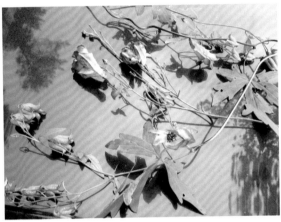

羊角七（瓜叶乌头原植物图）

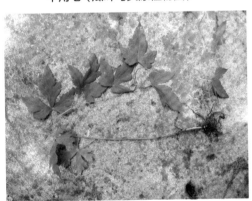

羊角七（松潘乌头原植物图）

【来源】毛茛科乌头属植物松潘乌头 *Aconitum sungpanense* Hand.–Mazz.、瓜叶乌头 *Aconitum hemsleyanum* Pritz. 和陕西乌头 *Aconitum shensiense* W.T. Wang 的根。

【植物形态】

（1）松潘乌头：多年生草本。块根长圆形，长约 3.5cm。茎缠绕，长达 2.5m，无毛或几无毛，分枝。茎中部叶有稍长柄；叶片草质，五角形，长 5.8~10cm，宽 8~12cm，三全裂，全裂片几无柄或明显的柄，中央全裂片卵状菱形或近菱形，渐尖，在下部三裂，两面有稀疏

短柔毛；叶柄比叶片短，无毛或疏生反曲的短毛，无鞘。总状花序有 5~9 朵花；轴和花梗无毛或疏被反曲的短柔毛；下部苞片三裂，其他苞片线形；花梗长 2~4cm，多少弧状弯曲，常排列于花序之一侧；小苞片生花梗中部至上部，线状钻形，长 3.5~4.5mm；萼片淡蓝紫色，有时带黄绿色，外面无毛或疏被短柔毛，上萼片高盔形，高 1.8~2.2cm，中部粗 7~9mm，下缘长 1.4~1.5cm，稍凹，外缘近直或中部稍缢缩，与下缘形成短喙，侧萼片长 1.3~1.5cm；花瓣无毛或疏被短毛，唇长 4~5mm，微凹，距长 1~2mm，向后弯曲；花丝无毛或疏被短毛，全缘；心皮（3~）5，无毛或子房疏被紧贴的短毛。蓇葖长 1~1.5cm，无毛或疏被短柔毛；种子三棱形，长约 3mm，沿棱生狭翅，只在一面密生横膜翅。8~9 月开花。

（2）瓜叶乌头：多年生缠绕草本，块根圆锥形，长 1.6~3cm，粗达 1.6cm。茎缠绕，无毛，常带紫色，稀疏地生叶，分枝。茎中部叶的叶片五角形或卵状五角形，长 6.5~12cm，宽 8~13cm，基部心形，三深裂至距基部 0.9~3.2cm 处，中央深裂片梯状菱形或卵状菱形，短渐尖，不明显三浅裂，浅裂片具少数小裂片或卵形粗牙齿，侧深裂片斜扇形，不等二浅裂；叶柄比叶片稍短，疏被短柔毛或几无毛。总状花序生茎或分枝顶端，有 2~6（~12）朵花；轴和花梗无毛或被贴伏的短柔毛；下部苞片叶状，或不分裂而为宽椭圆形，上部苞片小，线形；花梗常下垂，弧状弯曲，长 2.2~6cm；小苞片生花梗下部或上部，线形，长 3~5mm，宽约 0.5mm，无毛；萼片深蓝色，外面无毛或变无毛，上萼片高盔形或圆筒状盔形，几无爪，高 2~2.4cm，下缘长 1.7~1.8cm，直或稍凹，喙不明显，侧萼片近圆形，长 1.5~1.6cm；花瓣无毛，瓣片长约 10mm，宽约 4mm，唇长 5mm，距长约 2mm，向后弯；雄蕊无毛，花丝有 2 小齿或全缘；心皮 5，无毛或偶尔子房有柔毛。蓇葖直，长 1.2~1.5cm，喙长约 2.5mm；种子三棱形，长约 3mm，沿棱有狭翅并有横膜翅。8~10 月开花。

（3）陕西乌头：本种近似松潘乌头，但花序轴及花梗被伸展的柔毛，花较小，长 2.6~3cm，上方萼片风斗状，外被伸展的短柔毛，具较长的喙。

【生境】生于海拔 1 500~2 800m 的山坡林下或草丛中。

【采制】夏、秋二季采挖，除去须根，洗净，晒干。清水浸漂块根至略存麻味，用甘草、黑豆煎汤拌蒸或同煮透后，取出晒干。

【药材性状】根圆锥形，母根顶端常带茎残基，长 4~6cm，直径 1.5~2cm。表面深棕褐色或灰棕色，母根极为皱缩不平，具多数须根及须根痕；子根稍平滑。质坚硬，不易折断，断面灰白色，有多角形浅棕色的环纹（瓜叶乌头为五角形）。气微，味辛、苦。

【性味】性热，味辛、苦；有大毒。

【临床应用】

（1）跌打损伤：羊角七 1.5g。水煎，酒冲服。

（2）癣疮：羊角七研末。水调，敷患处。

（3）无名肿痛：羊角七研末。以米饮汤磨成浆状，涂患处。

【禁忌】孕妇禁服。

【注意事项】本品有大毒，内服宜慎，并必须炮制。

【参考文献】

［1］郭增军.陕西七药［M］.西安:陕西科学技术出版社,2003 :148.
［2］江苏新医学院.中药大辞典［M］.上海:上海科学技术出版社,1977 :2696.

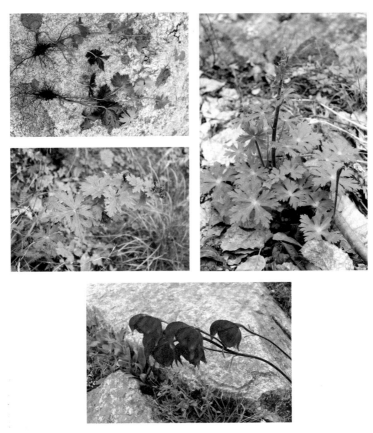

金牛七（太白乌头原植物图）

【来源】毛茛科乌头属植物太白乌头 *Aconitum taipeicum* Hand.–Mazz. 的干燥块根。

【植物形态】多年生草本。块根倒卵球形或胡萝卜形，长 1.5~3cm。茎高 35~60cm，上部被反曲并紧贴的短柔毛，等距地生叶，上部分枝。茎下部叶在开花时枯萎。茎中部叶的叶片五角形，长 3.5~5.5cm，宽 5~7cm，三深裂至距基部 2.5~5mm 处，中央深裂片宽菱形，近羽状分裂，侧深裂片斜扇形，不等二深裂，两面疏被短柔毛；叶柄长约 22mm，被反曲的短柔毛，无鞘。总状花序生茎及分枝顶端，有 2~4 朵花；轴和花梗均被反曲的短柔毛；苞片三裂或长圆形；花梗长 1.5~2.5cm，近直展，顶端向下弯曲；小苞片生花梗中部，线形，长0.6~1.1cm，宽约0.5mm；萼片蓝色，上萼片外面无毛，盔形，具不明显的爪，高约1.7cm，自基部至喙长约1.5cm，下缘稍凹，喙短；花瓣无毛，瓣片长约8mm，唇长约3.5mm，距小，长约1mm，向后弯曲；雄蕊无毛，花丝有2小齿；心皮5，子房无毛或疏被短柔毛。蓇葖长约8mm；种子三棱形，只在一面密生横翅。9月开花。

【生境】生于海拔2 800~3 400m的高山草地。

【采制】秋采挖当年生的块根，去须根，童便浸泡2天，晒干用；或童便浸后炒用；甘草水浸炒亦可。

【药材性状】块根圆锥形或卵圆形，长1.5~4.5cm，直径1.0~1.5cm，底部急尖并延长成尾状。顶端残留茎迹（母根）或芽痕（子根）及子母根分离后的疤痕，表面灰褐色或棕色，有深纵皱纹及锥刺状残留须根或凸起的须根痕，子根较平滑，有散列的细根痕。质硬，断面白色至灰褐色，粉质或角质，母根中央裂隙较多。气微，味微。

【性味】性温，味辛、苦；有大毒。

【临床应用】

（1）风湿筋骨痛：金牛七0.2g，桃儿七3g，祖师麻3g，伸筋草4.5g，竹根七6g，长春七9g，牛膝9g，木瓜9g，苍术9g，当归9g，防风9g，独活9g，羌活9g，菖蒲9g，秦艽12g。水煎服，童便引。

（2）痈疖肿毒：金牛七适量。以酒醋或水磨汁，涂患处。

（3）风湿性关节炎：金牛七16g。水煎或泡酒服。

（4）跌打损伤，瘀血肿痛：金牛七和长春七各等量。共为散剂，一次6g，童便冲服。

（5）跌打损伤及痈肿：金牛七6g，大羌活10g，见血飞15g，楤木根皮15g。共研细粉，醋或酒调敷患处。

（6）无名肿毒，关节痈肿，疔毒：金牛七和铁棒槌各等量，蚯蚓适量。共捣烂敷患处。

【禁忌】热证及孕妇禁服。

【注意事项】内服宜慎，须经炮制，并严格控制剂量。

【参考文献】

［1］余传隆.中药辞海:第二卷[M].北京:中国医药科技出版社,1996:879.

［2］宋立人,洪恂,丁绪亮,等.现代中药学大辞典:上册[M].北京:人民卫生出版社,2001:1037-1038.

［3］张志英.陕西中药名录[M].西安:陕西科学技术出版社,1989:126.

［4］张志英,李继瓒,陈彦生.陕西种子植物名录[M].西安:陕西旅游出版社,2000:35.

［5］陕西省革命委员会卫生局,商业局.陕西中草药[M].北京:科学出版社,1971:508-509.

［6］肖培根.新编中药志:第一卷[M].北京:化学工业出版社,2002:653.

［7］李世全.秦岭巴山天然药物志[M].西安:陕西科学技术出版社,1987:101.

［8］谢志民,王新立,胡步超.秦岭草药金牛七的生药鉴定[J].中国民族民间医药杂志,2000(1):43-45.

［9］《全国中草药汇编》编写组.全国中草药汇编:上册[M].北京:人民卫生出版社,1975:529.

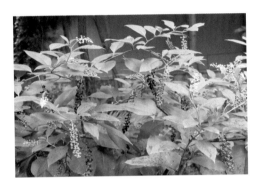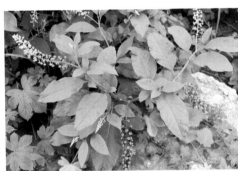

狗头三七（垂序商陆原植物图）

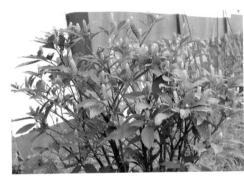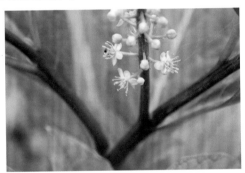

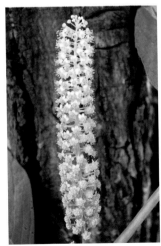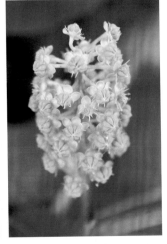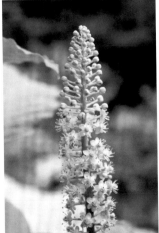

狗头三七（商陆原植物图）

【来源】商陆科商陆属植物商陆 *Phytolacca acinosa* Roxb. 和垂序商陆 *Phytolacca Americana* L. 的根。

【植物形态】

（1）商陆：多年生草本，高 0.5~1.5m，全株无毛。根肥大，肉质，倒圆锥形，外皮淡黄色或灰褐色，内面黄白色。茎直立，圆柱形，有纵沟，肉质，绿色或红紫色，多分枝。叶片薄纸质，椭圆形、长椭圆形或披针状椭圆形，长 10~30cm，宽 4.5~15cm，顶端急尖或渐尖，基部楔形，渐狭，两面散生细小白色斑点（针晶体），背面中脉凸起；叶柄长1.5~3cm，粗壮，上面有槽，下面半圆形，基部稍扁宽。总状花序顶生或与叶对生，圆柱状，直立，通常比叶短，密生多花；花序梗长 1~4cm；花梗基部的苞片线形，长约 1.5mm，上部 2 枚小苞片线状披针形，均膜质；花梗细，长 6~10（~13）mm，基部变粗；花两性，直径约 8mm；花被片 5，白色、黄绿色，椭圆形、卵形或长圆形，顶端圆钝，长 3~4mm，宽约 2mm，大小相等，花后常反折；雄蕊 8~10，与花被片近等长，花丝白色，钻形，基部成片状，宿存，花药椭圆形，粉红色；心皮通常为 8，有时少至 5 或多至 10，分离；花柱短，直立，顶端下弯，柱头不明显。果序直立；浆果扁球形，直径约 7mm，熟时黑色；种子肾形，黑色，长约 3mm，具 3 棱。花期 5~8 月，果期 6~10 月。

（2）垂序商陆：形态与上种相似，区别在于本种茎紫红色，棱角较为明显，叶片通常较上种略窄，总状果序下垂，雄蕊及心皮通常 10 枚。花期 7~8 月，果期 8~10 月。

【生境】生于海拔 600~1 300m 的路旁疏林下。

【采制】移栽后 1~2 年收获。秋冬季倒苗时采挖，割去茎秆，挖出根部，洗净，横切成 1cm 厚的薄片，晒或炕干即成。

【药材性状】根圆锥形，有多数分枝。表面灰棕色或灰黄色，有明显的横向皮孔及纵沟纹。商品多为横切或纵切的块片。横切片为不规则圆形，边缘皱缩，直径 2~8cm，厚2~6mm，切面浅黄色或黄白色，有多个凹凸不平的同心性环纹。纵切片为不规则长方形，弯曲或卷曲，长 10~14cm，宽 1~5cm，表面凹凸不平，木部呈多数隆起的纵条纹。质坚硬，不易折断。气微，味甘淡，久嚼麻舌。

【性味】性寒，味苦；有毒。

【临床应用】

（1）卒肿满身面皆洪大：狗头三七 500g（刮去皮，薄切片），煮烂，去滓，纳羊肉480g，下葱豉盐，食之。

（2）虚劳四肢浮肿：大麻仁 30g，狗头三七 30g，防风 30g（去芦头），附子 30g（炮裂，去皮、脐）。捣碎，每服 15g，与赤小豆一百粒共煎，去滓，食前温服。

（3）产后血块时攻心腹，疼痛不可忍：狗头三七 0.3g，当归（切、炒）0.3g，紫葳30g，蒲黄 30g。四味捣碎为散，空腹服下。

（4）瘰疬结核肿硬：狗头三七 90g。捣烂，捻作饼子，贴于瘰疬子上，并以艾灸饼子。

（5）大便不通：狗头三七（干者）0.3g，大戟（锉，炒）0.3g。枣十枚去核，水煎少时，下黑豆半适量，同煎至水尽，拣取黑豆。初吞三粒，稍加之，以通利为度。

（6）消化性溃疡：狗头三七粉 10g，血余炭 10g，鲜鸡蛋 1 个。先将鸡蛋去壳，用蛋清、蛋黄与药物搅拌均匀，在锅内放少许茶油，待油烧熟后，将上药液倒入锅内煎熟即可。分两次口服,上、下午各 1 次,2 周为 1 个疗程。

(7) 功能性子宫出血:鲜狗头三七 60~120g,猪肉 250g。同煨,吃肉喝汤。

【禁忌】脾虚水肿及孕妇忌服。

【注意事项】鉴于狗头三七毒性较大,尤其是生鲜狗头三七,绝不可随意服用。

【参考文献】

[1] 国家中医药管理局《中华本草》编委会 . 中华本草精选本:上册[M]. 上海:上海科学技术出版社,1998 :372-379.

[2] 肖培根 . 新编中药志:第一卷[M]. 北京:化学工业出版社,2002 :926-931.

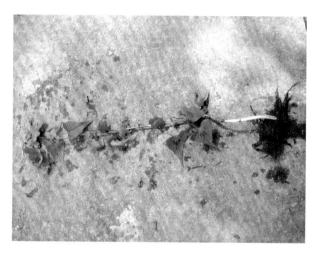

荞麦七（翼蓼原植物图）

【来源】蓼科翼蓼属植物翼蓼 *Pteroxygonum giraldii* Damm. et Diels 的块根。

【植物形态】多年生草本。块根粗壮，近圆形，直径可达 15cm，横断面暗红色。茎攀缘，圆柱形，中空，具细纵棱，无毛或被疏柔毛，长可达 3m。叶 2~4 簇生，叶片三角状卵形或三角形，长 4~7cm，宽 3~6cm，顶端渐尖，基部宽心形或戟形，具 5~7 基出脉，上面无毛，下面沿叶脉疏生短柔毛，边缘具短缘毛；叶柄长 3~7cm，无毛，通常基部卷曲；托叶鞘膜质，宽卵形，顶端急尖，基部被短柔毛，长 4~6mm。花序总状，腋生，直立，长 2~5cm，花序梗粗壮，果时长可达 10cm；苞片狭卵状披针形，淡绿色，长 4~6mm，通常每苞内具 3 花；花梗无毛，中下部具关节，长 5~8mm；花被 5 深裂，白色，花被片椭圆形，长 3.5~4mm；雄蕊 8，与花被近等长；花柱 3，中下部合生，柱头头状。瘦果卵形，黑色，具 3 锐棱，沿棱具黄褐色膜质翅，基部具 3 个黑色角状附属物；果梗粗壮，长可达 2.5cm，具 3 个下延的狭翅。花期 6~8 月，果期 7~9 月。

【生境】生于海拔 800~1 700m 的山坡路旁、沟岸和灌木丛中。

【采制】春秋季采挖块根，除尽茎叶及细根，洗净泥土，切片，晒干。

【药材性状】块根肉质，不甚规则，大小不等，小者如拳，大者直径可至 30cm；外表棕褐色或黑褐色，周围着生稠密的细根，商品切成厚片，厚约 6~9mm。一般直径 2~6cm，质轻而脆，易折断。断面不平坦，粉红色或粉白色，带粉性。无臭，味苦、极涩。

【性味】性凉，味苦、涩。

【临床应用】

（1）腰痛：荞麦七 6g，芋儿七 6g，桃儿七 6g。共研细末，白酒冲服，每服 3g，日服 2 次。

（2）烧伤：荞麦七 120g，大黄 30g，地榆 30g，冰片 15g，香油 500g。四药研粉，香油调涂患处。

（3）腹泻，痢疾：荞麦七 30g，地榆 30g。研细粉，每服 4g，开水冲服，一日 3 次。

（4）疮疖：鲜荞麦七适量。捣烂外敷。

【注意事项】脾胃虚寒者慎用。

【参考文献】

［1］余传隆.中药辞海:第二卷［M］.北京:中国医药科技出版社,1996 :1271.

［2］《华山药物志》编辑委员会.华山药物志［M］.西安:陕西科学技术出版社,1985 :328.

［3］李世全.秦岭巴山天然药物志［M］.西安:陕西科学技术出版社,1987 :116.

［4］宝鸡市卫生局.太白山本草志［M］.西安:陕西科学技术出版社,1993 :396.

［5］张志英,李继瓒,陈彦生.陕西种子植物名录［M］.西安:陕西旅游出版社,2000 :29.

［6］张志英.陕西中药名录［M］.西安:陕西科学技术出版社,1989 :112.

［7］陕西省革命委员会卫生局,商业局.陕西中草药［M］.北京:科学出版社,1971 :660-662.

［8］中国科学院植物研究所.中国高等植物图鉴:第一册［M］.北京:科学出版社,1985 :554.

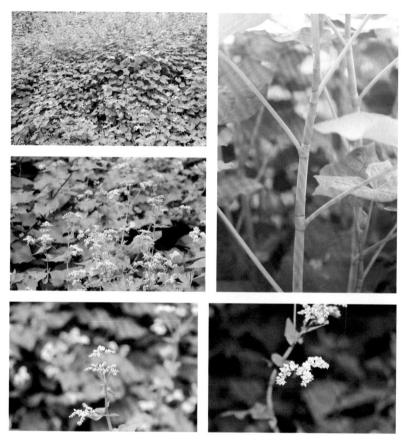

荞麦三七（金荞麦原植物图）

【来源】蓼科荞麦属植物金荞麦 *Fagopyrum dibotrys*（D.Don）Hara 的块根。

【植物形态】多年生草本。根状茎木质化，黑褐色。茎直立，高 50~100cm，分枝，具纵棱，无毛。有时一侧沿棱被柔毛。叶三角形，长 4~12cm，宽 3~11cm，顶端渐尖，基部近戟形，边缘全缘，两面具乳头状凸起或被柔毛；叶柄长可达 10cm；托叶鞘筒状，膜质，褐色，长 5~10mm，偏斜，顶端截形，无缘毛。花序伞房状，顶生或腋生；苞片卵状披针形，顶端尖，边缘膜质，长约 3mm，每苞内具 2~4 花；花梗中部具关节，与苞片近等长；

花被 5 深裂，白色，花被片长椭圆形，长约 2.5mm，雄蕊 8，比花被短，花柱 3，柱头头状。瘦果宽卵形，具 3 锐棱，长 6~8mm，黑褐色，无光泽，超出宿存花被 2~3 倍。花期 7~9 月，果期 8~10 月。

【生境】生于海拔 900~1 300m 的低山区的林缘、沟边阴湿处，河边阴湿地，有栽培。

【采制】秋、冬二季采挖，洗净，阴干。

【药材性状】根茎呈不规则块状或圆柱形，稍有分枝，分枝基部呈瘤状，长 3~15cm，直径 1~4cm。表面棕褐色，有纵皱纹、横向环节及凹陷的圆形根痕，并有残存茎基和须根。质坚硬，不易折断。断面黄白色或淡棕红色，木质，有放射状纹理，有的中央呈裂隙状。气微，味微涩。

【性味】性凉，味涩、微苦。

【临床应用】

（1）咽喉肿痛：荞麦三七 15g。水煎服。或本品 12g，牛蒡子 12g，朱砂七 10g。水煎服。

（2）瘰疬，疮疖，外伤感染：荞麦三七 15g，凤尾草 15g。水煎服。或鲜根、鲜叶捣烂敷患处。或与夏枯草、灯台七等同用。

（3）急性乳腺炎：荞麦三七 30~60g。水煎，加酒服。

（4）妇女痛经：荞麦三七 60g，红糖 30g。水煎兑红糖服。

（5）细菌性痢疾，阿米巴痢疾：荞麦三七 30g，焦山楂 9g，甘草 6g。水煎服，一日 1 剂，分 2 次服。

（6）关节肿胀疼痛：荞麦三七 30g。水煎服，一日 1 剂。

（7）腰痛：荞麦三七 30g。炖猪肾服。

（8）蛇咬伤：鲜荞麦三七适量，捣烂外敷患处。或与追风七、一枝蒿配伍。鲜品捣烂外敷或水煎内服。

（9）慢性肝炎，轻度肝硬化：荞麦三七 30g，刘寄奴 30g，矮地茶 30g，透骨消 15g，牛膝 15g，鳖甲 15g。水煎服。

（10）肺热咳嗽：单用或用荞麦三七 12g，黄芩 10g，鱼腥草 12g，甘草 6g。水煎服。现代用于肺结核、结合性胸膜炎、骨结核效果较好。

（11）腹胀，食少及疳积：可与鸡矢藤、陈皮等配伍。

（12）肺脓肿：荞麦三七根切片晒干。每 250g 加水或陈黄酒 1 250ml，置陶器中密封，隔水蒸煮 3 小时，得净汁约 1 000ml。根据年龄和病情轻重，一次 20ml、30ml 或 40ml，日服 3 次。一般病例采用水剂；对高热持续、臭痰排出不畅、经久不愈者用酒剂。

【参考文献】

[1] 江苏新医学院.中药大辞典:上册[M].上海:上海科学技术出版社,1977:338.

[2] 陕西省革命委员会卫生局,商业局.陕西中草药[M].北京:科学出版社,1971:223-224.

[3] 张志英.陕西中药名录[M].西安:陕西科学技术出版社,1989:107.

[4] 肖培根.新编中药志[M].北京:化学工业出版社,2002:607-610.

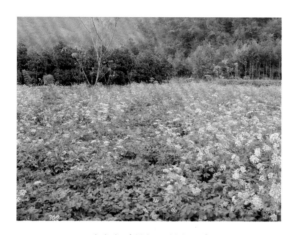

鸭脚七（前胡原植物图）

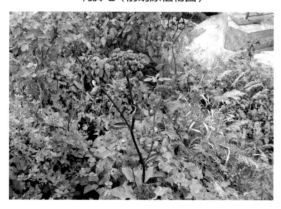

鸭脚七（紫花前胡原植物图）

【来源】伞形科前胡属植物前胡 *Peucedanum praeruptorum* Dunn 或伞形科当归属植物紫花前胡 *Angelica decursiva*（Miq.）Franch. et Sav. 的根。

【植物形态】

（1）前胡：多年生草本，高 0.6~1m。根颈粗壮，直径 1~1.5cm，灰褐色，存留多数越年枯鞘纤维；根圆锥形，末端细瘦，常分叉。茎圆柱形，下部无毛，上部分枝多有短毛，髓部充实。基生叶具长柄，叶柄长 5~15cm，基部有卵状披针形叶鞘；叶片轮廓宽卵形或三角状卵形，三出式二至三回分裂，第一回羽片具柄，柄长 3.5~6cm，末回裂片菱状倒卵形，先端渐尖，基部楔形至截形，无柄或具短柄，边缘具不整齐的3~4粗或圆锯齿，有时下部锯齿呈浅裂或深裂状，长1.5~6cm，宽1.2~4cm，下表面叶脉明显凸起，两面无毛，或有时在下表面叶脉上以及边缘有稀疏短毛；茎下部叶具短柄，叶片形状与茎生叶相似；茎上部叶无柄，叶鞘稍宽，边缘膜质，叶片三出分裂，裂片狭窄，基部楔形，中间一枚基部下延。复伞形花序多数，顶生或侧生，伞形花序直径3.5~9cm；花序梗上端多短毛；总苞片无或1至数片，线形；伞辐6~15，不等长，长0.5~4.5cm，内侧有短毛；小总苞片8~12，卵状披针形，在同一小伞形花序上，宽度和大小常有差异，比花柄长，与果柄近等长，有短糙毛；小伞形花序有花15~20；花瓣卵形，小舌片内曲，白色；萼齿不显著；花柱短，弯曲，花柱基圆锥形。果实卵圆形，背部扁压，长约4mm，宽3mm，棕色，有稀疏短毛，背棱线形稍凸起，侧棱呈翅状，比果体窄，稍厚；棱槽内油管3~5，合生面油管6~10；胚乳腹面平直。花期8~9月，果期10~11月。

（2）紫花前胡：多年生草本。根圆锥状，有少数分枝，直径1~2cm，外表棕黄色至棕褐色，有强烈气味。茎高1~2m，直立，单一，中空，光滑，常为紫色，无毛，有纵沟纹。根生叶和茎生叶有长柄，柄长13~36cm，基部膨大成圆形的紫色叶鞘，抱茎，外面无毛；叶片三角形至卵圆形，坚纸质，长10~25cm，一回三全裂或一至二回羽状分裂；第一回裂片的小叶柄翅状延长，侧方裂片和顶端裂片的基部联合，沿叶轴呈翅状延长，翅边缘有锯齿；末回裂片卵形或长圆状披针形，长5~15cm，宽2~5cm，顶端锐尖，边缘有白色软骨质锯齿，齿端有尖头，表面深绿色，背面绿白色，主脉常带紫色，表面脉上有短糙毛，背面无毛；茎上部叶简化成囊状膨大的紫色叶鞘。复伞形花序顶生和侧生，花序梗长3~8cm，有柔毛；伞辐10~22，长2~4cm；总苞片1~3，卵圆形，阔鞘状，宿存，反折，紫色；小总苞片3~8，线形至披针形，绿色或紫色，无毛；伞辐及花柄有毛；花深紫色，萼齿明显，线状锥形或三角状锥形，花瓣倒卵形或椭圆状披针形，顶端通常不内折成凹头状，花药暗紫色。果实长圆形至卵状圆形，长4~7mm，宽3~5mm，无毛，背棱线形隆起，尖锐，侧棱有较厚的狭翅，与果体近等宽，棱槽内有油管1~3，合生面油管4~6，胚乳腹面稍凹入。花期8~9月，果期9~11月。

【生境】生于海拔250~2 000m的山坡林缘、溪沟边或杂木林灌丛中。

【采制】春、秋季采挖，栽培的于种植2~3年后采收。以晚秋收挖者质量较好。除去细根与残茎，洗净晒干备用。加工炮制：①前胡片，将原药除去杂质及枯枝残茎，洗净，润透，切成2mm薄片，晒干或低温烘干，筛去灰屑。②蜜炙前胡，取炼蜜用水适量稀释后，加入前胡片拌匀，闷透，用文火炒至不粘手为度，取出放凉。每10kg前胡片，用炼蜜2.5kg。

【药材性状】

（1）前胡：根近圆柱形、圆锥形或纺锤形，稍扭曲，下部有分枝，长3~15cm，直径1~2cm。根头部常有茎痕及纤维状叶鞘残基；表面灰棕色至黑褐色，有不规则纵沟及纵皱纹，并有横向皮孔；上部有密集的环纹。质较柔软，干者质硬，可折断，折断面不整齐，疏松，于放大镜下可见众多细小黄棕色油点散在；皮部厚，淡黄白色，形成层环明显，木部淡黄色。气芳香，味微苦、辛。

（2）紫花前胡：根头部较粗短，根少有纤维状叶鞘残基。折断面皮部易与木部分离。气芳香，味微苦、辛。

均以条粗壮、质柔软、香气浓者为佳。

【性味】性微寒，味苦、辛。

【临床应用】

（1）胸中满塞短气：鸭脚七（去苗）45g，赤茯苓（去黑皮）60g，甘草（炙，锉）30g，杏仁7枚（汤浸，去皮、尖，炒）。上四味，粗捣筛。每服9g，水125ml，煎至75ml，去滓，空心温服。

（2）咳嗽涕唾稠黏，心胸不利，时有烦热：鸭脚七30g（去芦头），麦冬45g（去心），贝母30g（煨微黄），桑白皮30g（锉），杏仁15g（汤浸，去皮、尖；麸炒微黄），甘草0.3g（炙微赤，锉）。上药捣筛为散。每服12g，以水125ml，加入生姜0.15g，煎至75ml，去滓，不计时候，温服。

（3）肺热咳嗽，痰壅，气喘不安：鸭脚七（去芦头）30g，紫菀（洗去苗土）30g，诃黎勒皮30g，枳实（麸炒微黄）30g。上为散。每服3g，不计时，以温水调下。

（4）妊娠伤寒，头痛壮热：鸭脚七（去芦头）30g，黄芩（去黑心）30g，石膏（碎）30g，阿胶（炙，烊）30g。上粗捣筛。每服9g，水125ml，煎至90ml，去滓，不计时，温服。

（5）骨蒸热：鸭脚七3g，柴胡6g，胡黄连3g，猪脊髓1条，猪胆1个。水煎。入猪胆汁服之。

（6）小儿风热气啼：鸭脚七（去芦）。上为末，炼蜜和丸小豆大。日服1丸，熟水下。

（7）伤寒，两目昏暗：鸭脚七30g，水牛角30g，蔓荆子30g，青荆子30g，青葙子30g，菊花30g，防风30g，栀子仁30g，麦冬30g，生地黄30g，羌活30g，决明子30g，车前子30g，细辛30g，甘草30g。水煎，去渣。食后温服。

（8）暴急成痨，痰盛喘嗽：鸭脚七30g，官桂30g，党参30g，茯苓30g，柴胡30g，炒枳壳30g，黄芩30g，生地黄30g，旋覆花30g，炙甘草30g，玄参30g，麦冬45g，半夏45g，白术45g，厚朴60g。粉为粗末。每服12g，加生姜7片，水煎服。

（9）咳嗽发热：桑叶6g，鸭脚七6g，连翘6g，桔梗6g，杭菊3g，麦冬3g，石韦3g，生甘草3g，薄荷3g，浙贝母6g。水煎服。一日1剂。

（10）小儿百日咳：鸭脚七5g，杏仁5g，干地龙5g，陈皮6g，茯苓12g。水煎服。一日1剂。

（11）精神分裂症（癫狂）：苏梗9g，鸭脚七9g，牛蒡子9g，郁金9g，赤芍9g，制半夏9g，陈胆星9g，薄荷5g，紫菀5g，菖蒲5g，陈皮6g，茯苓12g。水煎，分3次温服。一日1剂。

（12）无明显脱水、电解质紊乱的小儿腹泻：麻黄2~4g，鸭脚七4~8g。水煎。稍加白糖频服，一日1剂。

【注意事项】阴虚咳嗽、寒饮咳嗽患者慎服。

【参考文献】

［1］南京中医药大学．中药大辞典：下册［M］．2版．上海：上海科学技术出版社，2006：2409-2411.

［2］李世全．秦岭巴山天然药物志［M］．西安：陕西科学技术出版社，1987：125.

［3］国家中医药管理局《中华本草》编委会．中华本草：第5册［M］．上海：上海科学技术出版社，1999：1008-1011.

［4］徐国钧,何宏贤,徐珞珊,等．中国药材学［M］．北京：中国医药科技出版社，1996：349-354.

［5］郭增军．陕西七药［M］．西安：陕西科学技术出版社，2003：226-275.

［6］中国医学科学院药物研究所．中药志：第一册［M］．人民卫生出版社，1982：466.

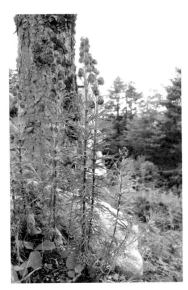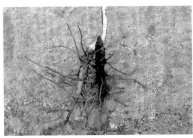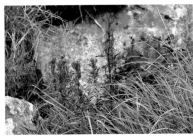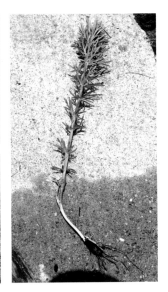

铁牛七（铁棒锤原植物图）

【来源】毛茛科乌头属植物铁棒锤 *Aconitum pendulum* Busch 和伏毛铁棒锤 *Aconitum flavum* Hand.–Mazz. 的块根。

【植物形态】

（1）铁棒锤：块根倒圆锥形。茎高 26~100cm，无毛，只在上部疏被短柔毛，中部以上密生叶（间或叶较疏生），不分枝或分枝。茎下部在开花时枯萎，中部叶有短柄；叶片形状似伏毛铁棒锤，宽卵形，长 3.4~5.5cm，宽 4.5~5.5cm，小裂片线形，宽 1~2.2mm，两面无毛；叶柄长约 4~5mm。顶生总状花序长约为茎长度的 1/5~1/4，有 8~35 朵花；轴和花梗密被伸展的黄色短柔毛；下部苞片叶状，或三裂，上部苞片线形；花梗短而粗，长 2~6mm；小苞片生花梗上部，披针状线形，长 4~5mm，疏被短柔毛；萼片黄色，常带绿色，有时蓝色，外面被近伸展的短柔毛，上萼片船状镰刀形或镰刀形，具爪，下缘长 1.6~2cm，弧状弯曲，外缘斜，侧萼片倒卵圆形，长 1.2~1.6cm，下萼片斜长圆形；花瓣无毛或有疏毛，瓣片长约 8mm，唇长 1.5~4mm，距长不到 1mm，向后弯曲；花丝全缘，无毛或疏被短毛；心皮 5，无毛或子房被伸展的短柔毛。蓇葖长 1.1~1.4cm；种子倒卵状三棱形，长约 3mm，光滑，沿棱具不明显的狭翅。7~9 月开花。

（2）伏毛铁棒锤：块根胡萝卜形，长约 4.5cm，粗约 8mm。茎高 35~100cm，中部以下无毛，在中部或上部被反曲而紧贴的短柔毛，密生多数叶，通常不分枝。茎下部叶在开花时枯萎，中部叶有短柄；叶片宽卵形，长 3.8~5.5cm，宽 3.6~4.5cm，基部浅心形，三全裂，全裂片细裂，末回裂片线形，两面无毛，边缘干时稍反卷，疏被短缘毛；叶柄长 3~4mm。顶生总状花序狭长，长约为茎的 1/5~1/4，有 12~25 朵花；轴及花梗密被紧贴的短柔毛；下部苞片似叶，中部以上的苞片线形；花梗长 4~8mm；小苞片生花梗顶部，线形，长 3~6mm；萼片黄色带绿色，或暗紫色，外面被短柔毛，上萼片盔状船形，具短爪，高 1.5~1.6cm，下缘斜升，上部向下弧状弯曲，外缘斜，侧萼片长约 1.5cm，下萼片斜长圆状卵形；花瓣疏被短毛，瓣片长约 7mm，唇长约 3mm，距长约 1mm，向后弯曲；花丝无毛或疏被短毛，全缘；心皮 5，无毛或疏被短毛。蓇葖无毛，长 1.1~1.7cm；种子倒卵状三棱形，长约 2.5mm，光滑，沿棱具狭翅。8 月开花。

【生境】生于海拔 2 700~3 800m 的山地、草坡或林边。

【采制】7~9 月间采挖，除杂，晒干备用。

【药材性状】

（1）铁棒锤：块根圆锥状或圆柱形，长 2~5cm，直径 0.5~1.5cm。表面灰棕色或黑棕色。母根有时有纵皱纹；子根表面近于光滑，少数有侧根痕。断面白色粗糙。气微，味辛、苦、麻，有毒。

（2）伏毛铁棒锤：块根圆柱形，长 6~8cm，直径 1~1.5cm。表面棕色，光滑，具少数侧根。断面乳白色。气微，味辛麻，有毒。

【性味】性温，味苦、辛；有大毒。

【临床应用】

（1）神经痛，风湿关节痛，妇女经痛，跌打损伤，疮痈：铁牛七 30g（去皮），汉三七 4.5g，冬虫夏草 4.5g。共研细末。每服 0.21g，一日 1 次。跌打损伤及疮痈亦可外敷。

（2）刀伤：铁牛七 9g，芋儿七 9g，冰片 1.5g，麝香 0.3g。共为细粉。外敷伤处。

（3）胃腹寒痛：铁牛七 3g（先煎），干姜 6g。煎服。

（4）疝气：铁牛七 3g（先煎），小茴香 6g。煎服。

（5）牙痛：铁牛七研末。用牙签裹棉花，在水中浸湿，蘸药末 0.15g，涂患牙，勿咽下。

（6）痞块，食积腹痛：铁牛七 0.9g，天南星 0.6g。研末撒在膏药上，贴脐部。

【禁忌】服药后 2 小时内忌热饮食、酒、烟；孕妇忌服。

【注意事项】若中毒，可用桃儿七、拐枣树皮，水煎凉服；或生绿豆捣碎，凉水冲服；或服浆水、米泔水、凉甘草水、蕃瓜水、生萝卜汁、童便等解救。

【参考文献】

［1］南京中医药大学.中药大辞典：下册［M］.2 版.上海：上海科学技术出版社，2006：2615-2617.

［2］国家中医药管理局《中华本草》编委会.中华本草：第 3 册［M］.上海：上海科学技术出版社，1999：138-141.

［3］郭增军.陕西七药［M］.西安：陕西科学技术出版社，2003：277-280.

［4］李世全.秦岭巴山天然药物志［M］.西安：陕西科学技术出版社，1987：136.

［5］黄泰康，丁志遵，赵守训，等.现代本草纲目［M］.北京：中国医药科技出版社，2001：2213.

［6］张贵君.现代中药材商品通鉴［M］.北京：中国中医药出版社，2001：556-560.

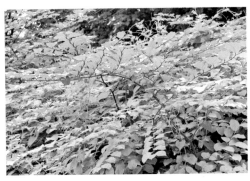

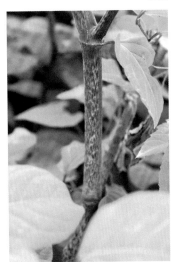 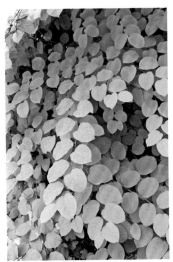 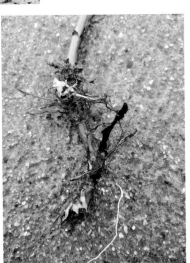

倒子七（虎杖原植物图）

【来源】蓼科虎杖属植物虎杖 *Polygonum cuspidatum* Sieb. et Zucc. 的根。

【植物形态】多年生草本。根状茎粗壮，横走。茎直立，高 1~2m，粗壮，空心，具明显的纵棱，具小凸起，无毛，散生红色或紫红斑点。叶宽卵形或卵状椭圆形，长 5~12cm，宽 4~9cm，近革质，顶端渐尖，基部宽楔形、截形或近圆形，边缘全缘，疏生小凸起，两面无毛，沿叶脉具小凸起；叶柄长 1~2cm，具小凸起；托叶鞘膜质，偏斜，长 3~5mm，褐色，具纵脉，无毛，顶端截形，无缘毛，常破裂，早落。花单性，雌雄异株，花序圆锥状，长 3~8cm，腋生；苞片漏斗状，长 1.5~2mm，顶端渐尖，无缘毛，每苞内具 2~4 朵花；花梗长 2~4mm，中下部具关节；花被 5 深裂，淡绿色，雄花花被片具绿色中脉，无翅，雄蕊 8，比花被长；雌花花被片外面 3 片背部具翅，果时增大，翅扩展下延，花柱 3，柱头流苏状。瘦果卵形，具 3 棱，长 4~5mm，黑褐色，有光泽，包于宿存花被内。花期 8~9 月，果期 9~10 月。

【生境】生长海拔 900~1 500m 的山坡、路旁、灌丛、荒地、田边及沟边湿地处。

【采制】春、秋季采挖根茎及根，除去须根及尾梢，洗净，切段或切片，粗者再纵切，晒干备用。

【药材性状】根茎圆柱形，多分枝，长短不一，直径 0.5~2.5cm，节部较膨大；表面棕褐色或棕红色，有不规则纵皱纹，周围密布须状不定根或其断痕；各分枝顶端或节上有芽痕，并见鞘状鳞片根茎下侧生数条粗根，根圆柱形，略弯曲，长至 17cm 以上，直径 0.5~1.5cm，表面红棕色至灰棕色，有纵皱纹，疏生须状细根。质坚硬，断面黄色至橙红色，根茎具黄红色髓部或中空。气微，味微苦、涩。

【性味】性微寒，味微苦。

【临床应用】

（1）妇女月水不利，腹胁妨闷，背膊烦痛：倒子七 90g，凌霄花 30g，没药 30g。捣细为散。不计时候，以热酒调下。

（2）腹内积聚，虚胀雷鸣，四肢沉重，月经不通：倒子七根切细 3 000g。以水 1 000ml，煮取 300ml，取好醇酒 200ml 合煎，每服 40ml。

（3）小儿肺炎：倒子七与侧柏叶等量制成针剂。按每天每千克体重 2ml，加入 5% 葡萄糖液静脉滴注，维持 8~12 小时。

（4）急性黄疸型传染性肝炎：倒子七 30g，鸡眼草 60g。水煎服，一日 1 剂。

（5）湿热黄疸：倒子七 30g，金钱草 30g，板蓝根 30g。水煎服。

（6）痔疮出血：倒子七 9g，金银花 9g，槐花 9g。水煎服。

（7）妇人诸般淋：倒子七。多取洗净，碎之，以一合用水五盏，煎至一盏，去滓。用麝香、乳香少许研调下。

（8）痈肿疼痛：倒子七与土大黄为末。调浓茶外敷。

（9）痈疮肿毒：倒子七 15g，千里光 15g，野菊花 15g。水煎服。

（10）烫火疮：倒子七为末。水调敷。

（11）胃癌：倒子七 30g。制成糖浆 60ml。每服 20~30ml，一日服 2~3 次。

【禁忌】孕妇忌服。

【注意事项】倒子七及其制剂副作用轻微，内服可有消化道反应，如口干、口苦、恶心、呕吐、腹泻、腹痛等。外用无刺激性，偶尔引起兴奋和畏寒。

【参考文献】

［1］国家中医药管理局《中华本草》编委会．中华本草：第 2 册［M］．上海：上海科学技术出版社，1999：653-659．

［2］徐国钧，何宏贤，徐珞珊，等．中国药材学［M］．北京：中国医药科技出版社，1996：513-515．

［3］郭增军．陕西七药［M］．西安：陕西科学技术出版社，2003：287-292．

［4］张贵君.现代中药材商品通鉴［M］.北京:中国中医药出版社,2001 :465-469.

［5］黄泰康,丁志遵,赵守训,等.现代本草纲目［M］.北京:中国医药科技出版社,2001 :1573.

［6］陕西省革命委员会卫生局,商业局.陕西中草药［M］.北京:科学出版社,1971 :576-578.

［7］李世全.秦岭巴山天然药物志［M］.西安:陕西科学技术出版社,1987 :235-236.

13. 麻布七　Radix Aconiti Sinomontani

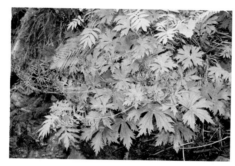

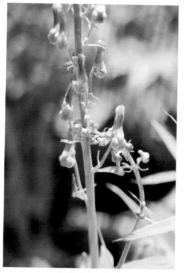

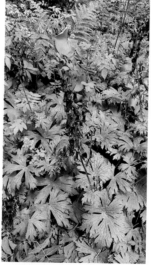

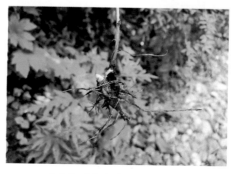

麻布七（高乌头原植物图）

【来源】毛茛科乌头属植物高乌头 *Aconitum sinomontanum* Nakai 的根。

【植物形态】多年生草本，根长达 20cm，圆柱形，粗达 2cm。茎高（60~）95~150cm，中部以下几无毛，上部近花序处被反曲的短柔毛，生 4~6 枚叶，不分枝或分枝。基生叶 1 枚，与茎下部叶具长柄；叶片肾形或圆肾形，长 12~14.5cm，宽 20~28cm，基部宽心形，三深裂约至本身长度的 6/7 处，中深裂片较小，楔状狭菱形，渐尖，三裂边缘有不整齐的三角形锐齿，侧深裂片斜扇形，不等三裂稍超过中部，两面疏被短柔毛或变无毛；叶柄长 30~50cm，具浅纵沟，几无毛。总状花序长（20~）30~50cm，具密集的花；轴及花梗多少密被紧贴的短柔毛；苞片比花梗长，下部苞片叶状，其他的苞片不分裂，线形，长 0.7~1.8cm；下部花梗长 2~5（5.5）cm，中部以上的长 0.5~1.4cm；小苞片通常生花梗中部，狭线形，长 3~9mm；萼片蓝紫色或淡紫色，外面密被短曲柔毛，上萼片圆筒形，高 1.6~2（~3）cm，粗 4~7（~9）mm，外缘在中部之下稍缢缩，下缘长 1.1~1.5cm；花瓣无毛，长达 2cm，唇舌形，长约 3.5mm，距长约 6.5mm，向后拳卷；雄蕊无毛，花丝大多具 1~2 枚小齿；心皮 3，无毛。蓇葖长 1.1~1.7cm；种子倒卵形，具 3 条棱，长约 3mm，褐色，密生横狭翅。6~9 月开花。

【生境】生于海拔 1 800~3 800m 的山坡草地或林中。

【采制】7~11 月采挖，鲜用或去残茎、须根，或将根撕开，除去内附黑皮，晒干。

【药材性状】根圆柱形或圆锥形，有的从根头处分枝，长 10~20cm，中部直径 1~2.5cm。表面暗棕色，粗糙，或因栓化细胞脱落而可见多数裂生细根纵向排列或似网状。质坚硬，能折断，断面淡黄棕色，有的根中央已枯朽成空洞状。气微，味辛、苦、微麻。

【性味】性温，味苦、辛；有毒。

【临床应用】

（1）跌打损伤：麻布七 15g。泡酒，早晚服。

（2）心悸：麻布七 3g（研末），木香 1.5g。蒸甜酒服。

（3）胃气痛：麻布七 6g（研末）。煎水或蒸酒服。

（4）痧证心气痛：麻布七 15g，青木香 15g。研末。用开水吞服，成人一次 1.5g，小儿一次 0.6~1.5g。

（5）瘰疬，疮疖：麻布七与三叶崖爬藤各适量。捣烂敷患处。

（6）胃痛，腹泻，痢疾：麻布七 6~9g。水煎服。

（7）脘腹疼痛：麻布七 9g，青木香 9g，香樟根 9g，吴萸根 9g，佛手片 9g。白酒 250g，浸泡。每服 5~10ml；或水煎服。

【注意事项】本品有毒，内服宜慎。

【参考文献】

[1] 张志英 . 陕西中药名录 [M]. 西安 : 陕西科学技术出版社，1989 : 126.

[2] 李世全 . 秦岭巴山天然药物志 [M]. 西安 : 陕西科学技术出版社，1987 : 158.

[3] 张贵君 . 现代中药材商品通鉴 [M]. 北京 : 中国中医药出版社，2001 : 542-543.

[4] 余传隆 . 中药辞海 : 第二卷 [M]. 北京 : 中国医药科技出版社，1996 : 2028-2029.

[5] 《全国中草药汇编》编写组 . 全国中草药汇编 : 下册 [M]. 北京 : 人民卫生出版社，1978 : 523.

▋14. 碎米七 Radix Asparagus Filicinus

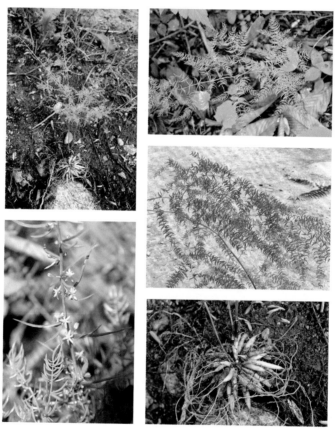

碎米七（羊齿天门冬原植物图）

【来源】百合科天门冬属植物羊齿天门冬 *Asparagus filicinus* D. Don 的块根。

【植物形态】直立草本，通常高 50~70cm。根成簇，从基部开始或在距基部几厘米处成纺锤状膨大，膨大部分长短不一，一般长 2~4cm，宽 5~10mm。茎近平滑，分枝通常有棱，有时稍具软骨质齿。叶状枝每 5~8 枚成簇，扁平，镰刀状，长 3~15mm，宽 0.8~2mm，有中脉；鳞片状叶基部无刺。花每 1~2 朵腋生，淡绿色，有时稍带紫色；花梗纤细，长 12~20mm，关节位于近中部；雄花花被长约 2.5mm，花丝不贴生于花被片上；花药卵形，长约 0.8mm；雌花和雄花近等大或略小。浆果直径 5~6mm，有 2~3 颗种子。花期 5~7 月，果期 8~9 月。

【生境】生于海拔 1 200~3 000m 的丛林下或山谷阴湿处。

【采制】春、秋两季采挖，除去茎，洗净，煮沸约 30 分钟，捞出，剥除外皮，晒干。

【药材性状】多为丛生的根条，头部有芦秆及较短的干枯残茎。每条块根呈纺锤形，两端尖，长约 3~7cm，粗约 0.7~1.2cm。外表皱缩，呈灰棕色或棕褐色；干燥后多呈空壳状。坚脆，易折断，内心空虚少肉质，未充分干燥者，内心有黏性白色的肉质。气微酸，味带麻。以根条均匀，内心较饱满者为佳。

【性味】性平，味甘、苦。

【临床应用】

（1）肺结核咳嗽：碎米七 9g，麦冬 9g，百部 9g，杏仁 6g，沙参 12g。水煎服。

（2）津少便秘：碎米七 12g，生首乌 12g，火麻仁 12g。水煎服。

【参考文献】

[1] 郭增军.陕西七药[M].西安:陕西科学技术出版社,2003:359.

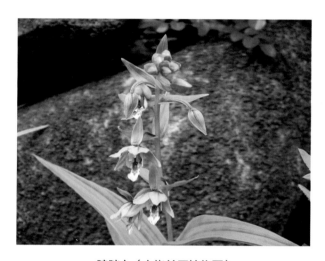

膀胱七（火烧兰原植物图）

【来源】兰科火烧兰属植物火烧兰 *Epipactis helleborine*（L.）Crantz 的根。

【植物形态】地生草本，高 20~70cm；根状茎粗短。茎上部被短柔毛，下部无毛，具 2~3 枚鳞片状鞘。叶 4~7 枚，互生；叶片卵圆形、卵形至椭圆状披针形，罕有披针形，长 3~13cm，宽 1~6cm，先端通常渐尖至长渐尖；向上叶逐渐变窄而成披针形或线状披针形。总状花序长 10~30cm，通常具 3~40 朵花；花苞片叶状，线状披针形，下部的长于花 2~3 倍或更多，向上逐渐变短；花梗和子房长 1~1.5cm，具黄褐色绒毛；花绿色或淡紫色，下垂，较小；中萼片卵状披针形，较少椭圆形，舟状，长 8~13mm，宽 4~5mm，先端渐尖；侧萼片斜卵状披针形，长 9~13mm，宽约 4mm，先端渐尖；花瓣椭圆形，长 6~8mm，宽 3~4mm，先端急尖或钝；唇瓣长 6~8mm，中部明显缢缩；下唇兜状，长 3~4mm；上唇近三角形或近扁圆形，长约 3mm，宽约 3~4mm，先端锐尖，在近基部两侧各有 1 枚长约 1mm 的半圆形褶片，近先端有时脉稍呈龙骨状；蕊柱长约 2~5mm（不包括花药）。蒴果倒卵状椭圆状，长约 1cm，具极疏的短柔毛。花期 7 月，果期 9 月。

【生境】生于海拔 600~3 500m 的山坡林下、草丛或沟边。

【采制】秋季采挖，除去茎叶，洗净，晒干。

【药材性状】根呈细长圆柱形，稍弯曲，长短不等，直径约 1mm。表面黄白色，光滑，顶端有茎痕。质脆，易折断，断面黄白色，平坦。气无，味淡。

【性味】性寒，味苦；有小毒。

【临床应用】

（1）风湿痹痛，肢体麻木，关节屈伸不利：膀胱七 6g，小桃儿七 9g，石楠藤 9g。泡酒 200ml。一次服 50ml。

（2）气滞胸痛：膀胱七 9g，红毛七 9g，四块瓦 9g。水煎加黄酒服。

（3）疮疡肿毒：鲜膀胱七适量。捣烂，敷患处。

【参考文献】

［1］李世全 . 秦岭巴山天然药物志［M］. 西安：陕西科学技术出版社，1987：175.

［2］国家中医药管理局《中华本草》编委会 . 中华本草：第八卷［M］. 上海：上海科学技术出版社，1999：712.

［3］《全国中草药汇编》编写组 . 全国中草药汇编：下册［M］.2 版 . 北京：人民卫生出版社，1996：664.

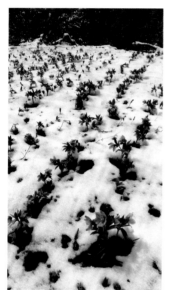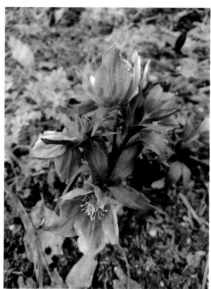

小桃儿七（铁筷子原植物图）

【来源】毛茛科铁筷子属植物铁筷子 *Helleborus thibetanus* Franch. 的干燥根茎及根。

【植物形态】多年生草本，根状茎直径约 4mm，密生肉质长须根。茎高 30~50cm，无毛，上部分枝，基部有 2~3 个鞘状叶。基生叶 1（~2）个，无毛，有长柄；叶片肾形或五角形，长 7.5~16cm，宽 14~24cm，鸡足状三全裂，中全裂片倒披针形，宽 1.6~4.5cm，边缘在下部之上有密锯齿，侧全裂片具短柄，扇形，不等三全裂；叶柄长 20~24cm。茎生叶近无柄，叶片较基生叶为小，中央全裂片狭椭圆形，侧全裂片不等二或三深裂。花 1（~2）朵生茎或枝端，在基生叶刚抽出时开放，无毛；萼片初粉红色，在果期变绿色，椭圆形或狭椭圆形，长（1.1~）1.6~2.3cm，宽（0.5~）1~1.6cm；花瓣 8~10，淡黄绿色，圆筒状漏斗形，具短柄，长 5~6mm，腹面稍二裂；雄蕊长（4.5~）7~10mm，花药椭圆形，长约 1mm，花丝狭线形；心皮 2~3，长约 1cm，花柱与子房近等长。蓇葖扁，长 1.6~2.8cm，宽 0.9~1.2cm，有横脉，喙长约 6mm；种子椭圆形，扁，长 4~5mm，宽约 3mm，光滑，有 1 条纵肋。3~4 月开花，5 月结果。

【生境】生于海拔 1 100~1 700m 的山地林中或灌木丛中。

【采制】秋季采挖，除去茎叶、杂质，洗净，晒干备用或鲜用。

【药材性状】根茎呈结节状圆柱形，稍扁，长 2.5~4.5cm，直径 3.5~7mm，较粗的通常有分枝，分枝顶端有茎痕和浅褐色干燥的小芽孢，表面黑褐色或灰褐色，常有数个类圆形窝状茎痕，环纹在结节的膨大处较密，质略硬，折断面不平坦，灰白色，常有裂隙，维管束点呈环状排列，髓约占横切面直径的 50%。根茎较均匀，长 6~10cm，直径 0.6~2mm，表面黑褐色，有细皱纹和少数侧根及侧根痕。质脆，易折断，断面灰白色，显粉性。气无，味略苦而稍有麻舌感。

【性味】性凉，味苦；小毒。

【临床应用】

（1）跌打损伤：①小桃儿七 4.5g。水煎，兑黄酒服。②小桃儿七 9g，柳叶过山龙 9g，一口血 6g。浸酒 250ml。一次服药酒 100ml，一日 2 次。

（2）疮疖：鲜小桃儿七适量。捣烂，敷患处。

（3）镇咳，止腰酸背痛：小桃儿七 60g，蜂蜜 30g。将小桃儿七炒黄，加蜂蜜蒸。一次服完。

（4）风湿痛：小桃儿七 9g，石楠藤 9g，兔耳风 9g。泡酒 200ml。一次服 50ml。

（5）冷气腹痛：小桃儿七、朱砂莲等份。研末。一次 3~6g，酒吞服。

（6）痨伤咳嗽：小桃儿七细须根 30g。泡酒 250ml。一次服药酒 15~30ml，经常服用。

（7）哮喘：小桃儿七须根 1.5g。研末，酒吞服。

（8）妇女腹内血包：小桃儿七 9g，红萍 30g，薄荷 3g，红花 6g。煎水内服。

（9）胃痛：小桃儿七 6g，大木姜子 6g，青木香 6g，广木香 6g。研末。一次 6g，开水吞服。

（10）疔癀毒疮：小桃儿七 15g，穿心草 15g，仙鹤草 15g。煎水服；另将渣捣烂敷患处。

【禁忌】服用后 2 小时内忌食热物及荞面。

【注意事项】过量服用可引起呕吐、腹泻、惊厥，严重者可见剧烈呕吐、眩晕、痉挛甚至死亡；鲜品外用偶致皮炎或起疱。

【参考文献】

［1］黄泰康,丁志遵,赵守训,等.现代本草纲目［M］.北京:中国医药科技出版社,2001：2215.

［2］国家中医药管理局《中华本草》编委会.中华本草:第 3 册［M］.上海:上海科学技术出版社,1999：235.

［3］陕西省革命委员会卫生局,商业局.陕西中草药［M］.北京:科学出版社,1971：138-140.

［4］李世全.秦岭巴山天然药物志［M］.西安:陕西科学技术出版社,1987：254.

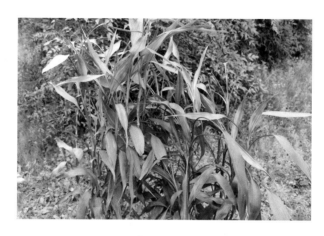

竹叶七（万寿竹原植物图）

【来源】百合科万寿竹属植物万寿竹 *Disporum cantoniense*（Lour.）Merr. 的干燥根及根茎。

【植物形态】多年生草本。根状茎横出，质地硬，呈结节状；根粗长，肉质。茎高50~150cm，直径约 1cm，上部有较多的叉状分枝。叶纸质，披针形至狭椭圆状披针形，长5~12cm，宽 1~5cm，先端渐尖至长渐尖，基部近圆形，有明显的 3~7 脉，下面脉上和边缘有乳头状凸起，叶柄短。伞形花序有花 3~10 朵，着生在与上部叶对生的短枝顶端；花梗长（1~）2~4cm，稍粗糙；花紫色；花被片斜出，倒披针形，长 1.5~2.8cm，宽 4~5mm，先端尖，边缘有乳头状凸起，基部有 2~3mm 长的距；雄蕊内藏，花药长 3~4mm，花丝长8~11mm；子房长约 3mm，花柱连同柱头长为子房的 3~4 倍。浆果直径 8~10mm，具 2~3（~5）颗种子。种子暗棕色，直径约 5mm。花期 5~7 月，果期 8~10 月。

【生境】生于海拔 1 000~1 800m 的向阳山坡或林边草丛中。

【采制】秋季采挖，除去杂质，阴干。

【药材性状】干燥根茎呈扁圆柱状，弯曲，长 5~10cm，直径 4~7mm，下面簇生有多数细根。根呈细圆柱形，略扭曲，长 4~10cm，直径 1~2mm；表面土黄色至黄棕色，具细纵条纹，并有纤细的须根。质硬脆，易折断。断面平坦，角质样，皮部黄白色，木部淡棕色。气微，味甘、微辛，口嚼有黏牙感。

【性味】性凉，味甘、辛。

【临床应用】

（1）小儿高热：竹叶七适量。研末。一次 3g，一日 2 次，冷开水送服。

（2）手足麻痹：竹叶七 60g，鸡蛋 1 个。水炖，服汤食蛋。

（3）风湿痛：竹叶七 18g，红孩儿根 15g，茜草根 9g，大血藤根 9g，虎刺根 9g。用白酒 500ml 浸泡 7 天。一次服 100ml，早晚各 1 次。

（4）腰痛：竹叶七适量。研末。一次 6g，水酒冲服，早晚各 1 次。

（5）风湿关节痛，痛经，月经过多，肺结核：竹叶七 9~15g。水煎服或炖鸡服。

（6）跌打损伤，骨折，枪伤，疮疖，蜂窝织炎：竹叶七（鲜）适量。捣烂敷患处。

（7）毒蛇咬伤，引起昏迷：竹叶七 6g。研末，用万年青根 9g，煎水冲服。

【参考文献】

［1］郭增军．陕西七药［M］．西安：陕西科学技术出版社，2003：145.
［2］赵汝能．甘肃中草药资源志：上册［M］．兰州：甘肃科学技术出版社，2004：925.

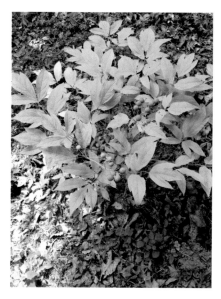

红毛七（红毛七原植物图）

【来源】小檗科红毛七属植物红毛七 *Caulophyllum robustum* Maxim. 的根及根茎。

【植物形态】多年生草本，植株高达 80cm。根状茎粗短。茎生 2 叶，互生，2~3 回三出复叶，下部叶具长柄；小叶卵形，长圆形或阔披针形，长 4~8cm，宽 1.5~5cm，先端渐尖，基部宽楔形，全缘，有时 2~3 裂，上面绿色，背面淡绿色或带灰白色，两面无毛；顶生小叶具柄，侧生小叶近无柄。圆锥花序顶生；花淡黄色，直径 7~8mm；苞片 3~6；萼片 6，倒卵形，花瓣状，长 5~6mm，宽 2.5~3mm，先端圆形；花瓣 6，远较萼片小，蜜腺状，扇形，基部缢缩呈爪；雄蕊 6，长约 2mm，花丝稍长于花药；雌蕊单一，子房 1 室，具 2 枚基生胚珠，花后子房开裂，露出 2 枚球形种子。果熟时柄增粗，长 7~8mm。种子浆果状，直径 6~8mm、微被白粉，熟后蓝黑色，外被肉质假种皮。花期 5~6 月，果期 7~9 月。

【生境】生于海拔 1 300~2 800m 的山坡阴湿处及山林中。

【采制】8~9 月采挖，除去茎叶、泥土，晒干。

【药材性状】根茎细短圆柱状，多分枝，外表紫棕色，上面常留有地上茎断后的圆形疤痕。根茎着生多数须状根，外表亦紫棕色，质柔软。根茎及须根的断面均呈红色。气无，味苦。

【性味】性温，味苦、辛。

【临床应用】

（1）劳伤：红毛七酒。

（2）十二指肠溃疡：红毛七。研面，早晚各服 0.5g。

（3）胃气痛：红毛七。研末，用酒吞服。

（4）经期少腹结痛：红毛七 9g，小茴香 15g，荞当归 9g，川芎 6g。水煎服，黄酒为引。

（5）扁桃体炎：红毛七 10g，八爪金龙 3g。水煎服。

（6）关节炎，跌打损伤：红毛七 10g。在 300ml 酒中泡 7 天，口服，一日 2 次，一次 10ml。

【禁忌】孕妇禁服。

【参考文献】

［1］雷明德.陕西植被［M］.北京:科学出版社,1999 :614.

［2］南京中医药大学.中药大辞典［M］.2 版.上海:上海科学技术出版社,2006 :1388.

［3］《四川中药志》协作编写组.四川中药志［M］.成都:四川人民出版社,1979 :112.

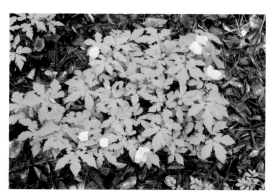 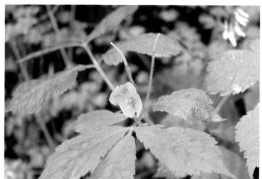

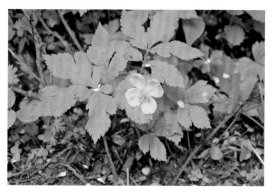

拐枣七（荷青花原植物图）

【来源】罂粟科荷青花属植物荷青花 *Hylomecon japonica*（Thunb.）Prantl 的根和根茎。

【植物形态】多年生草本，高 15~40cm，具黄色液汁，疏生柔毛，老时无毛。根茎斜生，长 2~5cm，白色，果时橙黄色，肉质，盖以褐色、膜质的鳞片，鳞片圆形，直径 4~8mm。茎直立，不分枝，具条纹，无毛，草质，绿色转红色至紫色。基生叶少数，叶片长 10~15（~20）cm，羽状全裂，裂片 2~3 对，宽披针状菱形、倒卵状菱形或近椭圆形，长 3~7（~10）cm，宽 1~5cm，先端渐尖，基部楔形，边缘具不规则的圆齿状锯齿或重锯齿，表面深绿色，背面淡绿色，两面无毛；具长柄；茎生叶通常 2，稀 3，叶片同基生叶，具短柄。花 1~2（~3）朵排列成伞房状，顶生，有时也腋生；花梗直立，纤细，长 3.5~7cm。花芽卵圆形，长 8~10mm，无毛或疏被毛；萼片卵形，长 1~1.5cm，外面散生卷毛或无毛，芽时覆瓦状排列，花期脱落；花瓣倒卵圆形或近圆形，长 1.5~2cm，芽时覆瓦状排列，花期突然增大，基部具短爪；雄蕊黄色，长约 6mm，花丝丝状，花药圆形或长圆形；子房长约 7mm，花柱极短，柱头 2 裂。蒴果长 5~8cm，粗约 3mm，无毛，2 瓣裂，具长达 1cm 的宿存花柱。种子卵形，长约 1.5mm。花期 4~7 月，果期 5~8 月。

【生境】生于海拔 1 200~1 800m 的高山林下阴湿处、林边或沟边。

【采制】秋季采集，去须根，洗净，晒干。

【药材性状】根茎呈圆柱形，结节状，长 2~7cm，直径 4~8mm。表面黄棕色至棕褐色，极粗壮；每个节上有 1 个圆柱形的茎基残存，长约 1cm，直径约 5mm，数个斜向排列。或呈爪状凸起；下面着生多数棕褐色细长须根，直径约 1mm。质坚硬。断面黄白色，不平坦，有放射状裂隙。气微，味微苦。

【性味】性平，味苦。

【临床应用】

（1）无名肿毒：拐枣七适量。磨醋，搽患处。

（2）九子疡：拐枣七 15~21g。水、酒各半煎服。

（3）汤火伤：拐枣七适量。研末，调麻油搽患处。

（4）跌打损伤：拐枣七 30g。捶烂泡酒服，并取滓包伤处。

（5）风湿痹痛：拐枣七 15~30g。炖鸡吃；或水、酒各半煎服。

（6）腰痛及月经不调：拐枣七 30g。泡酒服。

（7）痹咳：拐枣七 15g。煎水服。

（8）痔疮出血：拐枣七 9g，升麻 6g。煮甜酒服。

【禁忌】孕妇忌服。

【参考文献】

［1］《全国中草药汇编》编写组 . 全国中草药汇编：下册［M］. 北京：人民卫生出版社，1978：353.

［2］郭增军 . 陕西七药［M］. 西安：陕西科学技术出版社，2003：189.

［3］谢宗万 . 中药材正名词典［M］. 北京：北京科学技术出版社，2004：145.

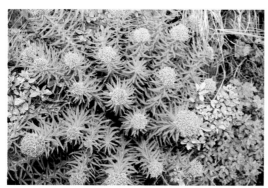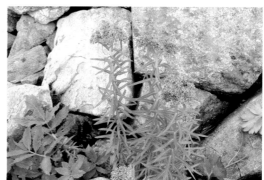

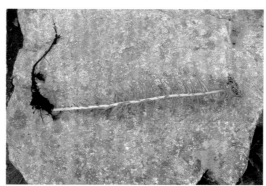

狮子七（狭叶红景天原植物图）

【来源】景天科红景天属植物狭叶红景天 *Rhodiola kirilowii*（Regel）Maxim. 的根及根茎。

【植物形态】多年生草本。根粗，直立。根茎直径 1.5cm，先端被三角形鳞片。花茎少数，高 15~60cm，少数可达 90cm，直径 4~6mm，叶密生。叶互生，线形至线状披针形，长 4~6cm，宽 2~5mm，先端急尖，边缘有疏锯齿，或有时全缘，无柄。花序伞房状，有多花，宽 7~10cm；雌雄异株；萼片 5 或 4，三角形，长 2~2.5mm，先端急尖；花瓣 5 或 4，黄绿色，倒披针形，长 3~4mm，宽 0.8mm；雄花中雄蕊 10 或 8，与花瓣同长或稍超出，花丝花药黄色；鳞片 5 或 4，近正方形或长方形，长 0.8mm，先端钝或有微缺；心皮 5 或 4，直立。蓇葖披针形，长 7~8mm，有短而外弯的喙；种子长圆状披针形，长 1.5mm。花期 6~7 月，果期 7~8 月。

【生境】生于海拔 2 800~3 400m 的高寒地区，山地多石草地。

【采制】秋季采挖，除去残叶、须根，洗净，晒干。

【药材性状】根茎块状，不规则，直径 3~6cm，表面灰棕色，凹凸不平，有甚多芽眼凸起，栓皮薄而皱缩，易脱落；质硬，芽眼处较松，断面紫棕色，有多数孔隙，呈海绵状。根部较细，质硬，不易破碎，断面圆形，红棕色，中有多数浅色花纹。气微，味酸涩而苦。

【性味】性温，味苦、涩。

【临床应用】吐血，崩漏，痢疾：狮子七 6g，朱砂七 6g，蝎子七 6g，索骨丹 6g，石榴皮 6g。水煎服，随症加减。

【注意事项】孕妇慎服。

【参考文献】

[1] 江苏新医学院. 中药大辞典：下册[M]. 上海：上海科学技术出版社，1977：1702-1703.

[2] 胡国栋，姜平，贾守宁，等. 狭叶红景天对大鼠高红症的预防性治疗作用[J]. 时珍国药研究，1995，6(2)：18-19.

[3] 钱彦丛，秦葵，刘景东. 狭叶红景天的研究概况[J]. 中医药学报，1999(5)：34-35.

[4] 杨卉. 狭叶红景天的生药鉴定[J]. 中国民族医药杂志，1997，3(增刊)：152-153.

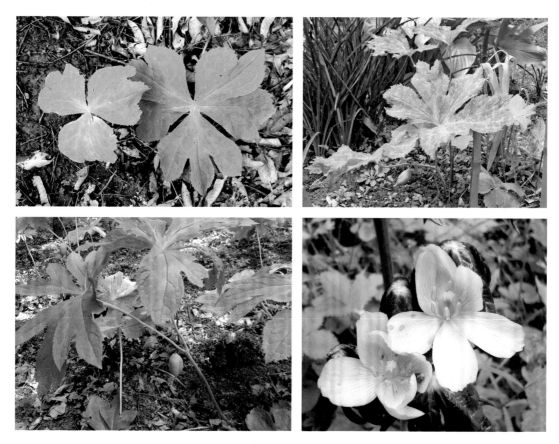

桃儿七（桃儿七原植物图）

　　【来源】小檗科桃儿七属植物桃儿七 *Sinopodophyllum hexandrum*（Royle）Ying 的根及根茎。

　　【植物形态】多年生草本，植株高 20~50cm。根状茎粗短，节状，多须根；茎直立，单生，具纵棱，无毛，基部被褐色大鳞片。叶 2 枚，薄纸质，非盾状，基部心形，3~5 深裂几达中部，裂片不裂或有时 2~3 小裂，裂片先端急尖或渐尖，上面无毛，背面被柔毛，边缘具粗锯齿；叶柄长 10~25cm，具纵棱，无毛。花大，单生，先叶开放，两性，整齐，粉红色；萼片 6，早萎；花瓣 6，倒卵形或倒卵状长圆形，长 2.5~3.5cm，宽 1.5~1.8cm，先端略呈波状；雄蕊 6，长约 1.5cm，花丝较花药稍短，花药线形，纵裂，先端圆钝，药隔不延伸；雌蕊 1，长约 1.2cm，子房椭圆形，1 室，侧膜胎座，含多数胚珠，花柱短，柱头头状。浆果卵圆形，长 4~7cm，直径 2.5~4cm，熟时橘红色；种子卵状三角形，红褐色，无肉质假种皮。花期 5~6 月，果期 7~9 月。

【生境】生于海拔 2 700~3 400m 的山区林下阴湿处。

【采制】7~9 月采挖，洗净，晒干。

【药材性状】根茎成不规则结节状，长 0.5~3cm，直径 0.5~1cm，表面灰黄色、暗灰棕色或淡褐色，上面具数个稍膨大而凹窝不甚明显的茎基，有时残留 1~2 个茎基，旁边有一淡棕色干燥芽苞；质硬，折断面略平坦，淡黄棕色，隐约有一圈维管束小点。根密生，细长圆柱形，较顺直，长 10~30cm，直径 2mm，表面淡棕色。较光滑或具细纵皱纹和细根；质脆，易折断，端面黄白色，粉性。中心有一淡黄色小点。气微，味苦、微辛。

【性味】性微温，味苦；有毒。

【临床应用】

（1）风湿腰痛，筋骨痛：桃儿七 6g，竹根七 6g，长春七 6g，钮子七 6g，细辛 6g，伸筋草 3g，木通 3g，独活 9g，苍术 9g。水煎服，黄酒引。

（2）劳伤及风寒咳嗽：桃儿七 6g，太白羌活 6g，太白贝母 6g，沙参 6g。水煎服。

（3）劳伤咳嗽：桃儿七 4.5g，猪苓 9g，太白羌活 9g，朱砂七 9g，木香 3g，石耳子 3g，香樟木 2g。水煎服。

【禁忌】忌生冷和酸味食物。

【注意事项】桃儿七中含有鬼臼毒素，人服鬼臼毒素所致中毒，其症状通常为呕吐、呼吸兴奋、运动失调和昏迷。

【参考文献】

［1］彭强,赵桦,张国柱,等.桃儿七的生药鉴定［J］.中草药,2000,31（3）:219–222.

［2］张贵君.现代中药材商品通鉴［M］.北京:中国中医药出版社,2001 :566–568.

［3］张志英,李继瓒,陈彦生.陕西种子植物名录［M］.西安:陕西旅游出版社,2000 :39.

［4］李世全.秦岭巴山天然药物志［M］.西安:陕西科学技术出版社,1987 :601.

［5］江苏新医学院.中药大辞典:下册［M］.上海:上海科学技术出版社,1986 :1791.

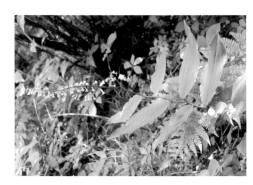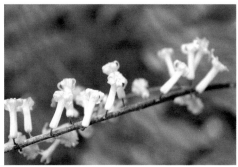

偏头七（管花鹿药原植物图）

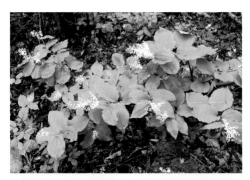

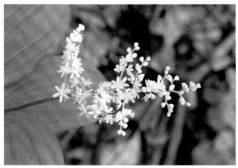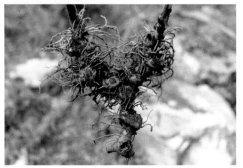

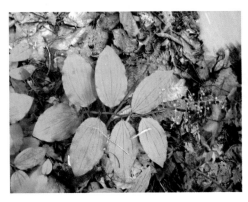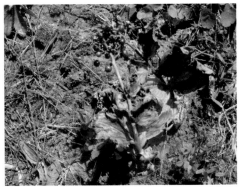

偏头七（鹿药原植物图）

【来源】百合科舞鹤草属植物鹿药 *Maianthemum japonicum*（A. Gray）LaFrankie 及管花鹿药 *Maianthemum henryi*（Baker）LaFrankie 的根及根茎。

【植物形态】

（1）鹿药：多年生草本，植株高 30~60cm；根状茎横走，多呈圆柱状，粗 6~10mm，有时具膨大结节。茎中部以上或仅上部具粗伏毛，具 4~9 叶。叶纸质，卵状椭圆形、椭圆形或矩圆形，长 6~13（~15）cm，宽 3~7cm，先端短渐尖，两面疏生粗毛或近无毛，具短柄。圆锥花序长 3~6cm，有毛，具 10~20 余朵花；花单生，白色；花梗长 2~6mm；花被片分离或仅基部稍合生，矩圆形或矩圆状倒卵形，长约 3mm；雄蕊长 2~2.5mm，基部贴生于花被片上，花药小；花柱长 0.5~1mm，与子房近等长，柱头几不裂。浆果近球形，直径 5~6mm，熟时红色，具 1~2 颗种子。花期 5~6 月，果期 8~9 月。

（2）管花鹿药：多年生草本，植株高 50~80cm；根状茎粗 1~2cm。茎中部以上有短硬毛或微硬毛，少有无毛。叶纸质，椭圆形、卵形或矩圆形，长 9~22cm，宽 3.5~11cm，先端渐尖或具短尖，两面有伏毛或近无毛，基部具短柄或几无柄。花淡黄色或带紫褐色，单生，通常排成总状花序，有时基部具 1~2 个分枝或具多个分枝而成圆锥花序；花序长 3~7（~17）cm，有毛；花梗长 1.5~5mm，有毛；花被片合生成高脚碟状，筒部长 6~10mm，为花被全长的 2/3~3/4，裂片开展，长 2~3mm；雄蕊生于花被筒喉部，花丝通常极短，极少长达 1.5mm，花药长约 0.7mm；花柱长约 2~3mm，稍长于子房，柱头 3 裂。浆果球形，直径 7~9mm，未成熟时绿色而带紫斑点，熟时红色，具 2~4 颗种子。花期 5~6（~8）月，果期 8~10 月。

【生境】生于海拔 1 400~2 800m 的林下荫湿处或岩缝中。

【采制】春、秋季采挖，鲜用或晒干备用。

【药材性状】干燥根茎略呈结节状，稍扁，长 6~15cm，直径 0.5~1cm。表面棕色至棕褐色，具皱纹，先端有一至数个茎基或芽基，周围密生多数须根。质较硬，断面白色，粉性。气微，味甜、微辛。

【性味】性温，味甘、苦。

【临床应用】

（1）阳痿，劳伤：偏头七 15~30g。泡酒服。

（2）乳痛：鲜偏头七 30g，青菜叶 30g。共捣细，用布包好，放在开水里烫热后，取出熨乳部。

（3）月经不调：偏头七 12~15g。水煎服。

（4）头痛，偏头痛：偏头七 6g，当归 6g，川芎 6g，升麻 6g，连翘 6g。水煎，食后服。

（5）瘩背：偏头七 4.5g，刺老包 3g，红岩百合 3g，鲜百味连 2.4g，天南星 2.4g。同捣绒，拌鸡蛋 1 个，用布包在疮上。

（6）跌打损伤，无名肿毒：偏头七适量。捣烂敷患处。

【参考文献】

［1］国家中医药管理局《中华本草》编委会 . 中华本草：第 8 册［M］. 上海：上海科学技术出版社，1999：156.

［2］黄泰康，丁志遵，赵守训，等 . 现代本草纲目［M］. 北京：中国医药科技出版社，2001：2653.

［3］南京中医药大学 . 中药大辞典：下册［M］. 2 版 . 上海：上海科学技术出版社，2006：3110.

［4］李世全 . 秦岭巴山天然药物志［M］. 西安：陕西科学技术出版社，1987：263.

［5］翟延君，冯夏红，丛峰，等 . 鹿药的生药鉴定研究［J］. 中医药学刊，2001，19（3）：281-282.

［6］王盛民，张瑛，刘亮忠 . 鹿药的生药鉴定［J］. 陕西中医学院学报，1999，22（5）：40-41.

［7］郭增军 . 陕西七药［M］. 西安：陕西科学技术出版社，2003：322-324.

［8］宝鸡市卫生局 . 太白山本草志［M］. 西安：陕西科学技术出版社，1993：426.

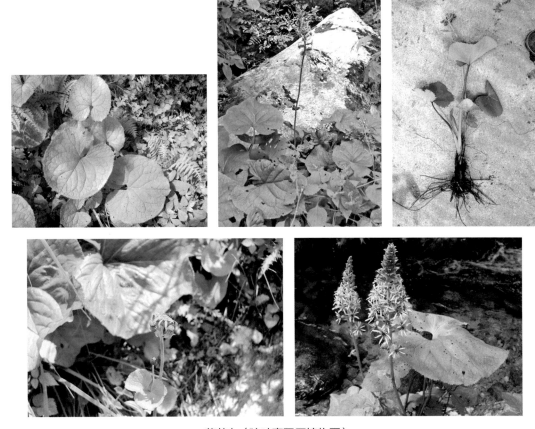

葫芦七（蹄叶橐吾原植物图）

【来源】菊科橐吾属植物蹄叶橐吾 *Ligularia fischeri*（Ledeb.）Turcz. 的根及根茎。

【植物形态】多年生草本。根肉质，黑褐色，多数。茎高大，直立，高 80~200cm，上部及花序被黄褐色有节短柔毛，下部光滑，基部直径 0.5~1cm，被褐色枯叶柄纤维包围。丛生叶与茎下部叶具柄，柄长 18~59cm，光滑，基部鞘状，叶片肾形，长 10~30cm，宽 13~40cm，先端圆形，有时具尖头，边缘有整齐的锯齿，基部弯缺宽，长为叶片的 1/3，两侧裂片近圆形，不外展，上面绿色，下面淡绿色，两面光滑，叶脉掌状，主脉 5~7 条，明显凸起；茎中上部叶具短柄，鞘膨大，叶片肾形，长 4.5~5.5cm，宽 5~6cm。总状花序长 25~75cm；苞片草质，卵形或卵状披针形，下部者长达 6cm，宽至 2cm，向上渐小，先端具短尖，边缘有齿；花序梗细，下部者长达 9cm，向上渐短；头状花序多数，辐射状；小苞片狭披针形至线形；总苞钟形，长 7~20mm，宽 5~14mm，总苞片 8~9，2 层，长圆形，宽 3~5mm，先端急尖，背部光滑，内层具宽膜质边缘。舌状花 5~6（9），黄色，舌片长圆形，长 15~25mm，宽至 8mm，先端钝圆，管部长 5~11mm；管状花多数，长 10~17mm，管部长 5~9mm，冠毛红褐色短于管部。瘦果圆柱形，长 6~11mm，光滑。花果期 7~10 月。

【生境】生于海拔 1 300~2 800m 的水边、草甸子、山坡、灌丛中、林缘及林下。

【采制】夏、秋季采挖，除去茎叶，洗净，晾干。

【药材性状】干燥根多扭曲成团状，根茎块状，上端有叶基的纤维残存，下方丛生多数细根。根长 10~15cm，直径约 2mm 左右，外表灰黄棕色。质脆，断面黄白色。有特殊香气，味辣。

【性味】性微温，味辛、苦。

【临床应用】

（1）腰腿痛：葫芦七 60g。研粉。一次 6g，一日 2 次，凉开水冲服。

（2）劳伤：葫芦七 3g，小救驾 3g，红三七 6g，四块瓦 6g，红毛七 6g。水煎服，黄酒为引。

【禁忌】忌浆水。

【注意事项】阴虚、肺热干咳者慎用。

【参考文献】

[1] 郭增军.陕西七药[M].西安:陕西科学技术出版社,2003:342-343.

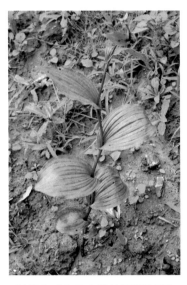

牌楼七（大叶火烧兰原植物图）

【来源】兰科火烧兰属植物大叶火烧兰 *Epipactis mairei* Schltr. 的根及根茎。

【植物形态】地生草本，高 30~70cm；根状茎粗短，有时不明显，具多条细长的根；根多少呈"之"字形曲折，幼时密被黄褐色柔毛，后期毛脱落。茎直立，上部和花序轴被锈色柔毛，下部无毛，基部具 2~3 枚鳞片状鞘。叶 5~8 枚，互生，中部叶较大；叶片卵圆形、卵形至椭圆形，长 7~16cm，宽 3~8cm，先端短渐尖至渐尖，基部延伸成鞘状，抱茎，茎上部的叶多为卵状披针形，向上逐渐过渡为花苞片。总状花序长 10~20cm，具 10~20 朵花，有时花更多；花苞片椭圆状披针形，下部的等于或稍长于花，向上逐渐变为短于花；子房和花梗长 1.2~1.5cm，被黄褐色或锈色柔毛；花黄绿带紫色、紫褐色或黄褐色，下垂；中萼片椭圆形或倒卵状椭圆形、舟形，长 13~17mm，宽 4~7.5mm，先端渐尖，背面疏被短柔毛或无毛；侧萼片斜卵状披针形或斜卵形，长 14~20mm，宽 5~9mm，先端渐尖并具小尖头；花瓣长椭圆形或椭圆形，长 11~17mm，宽 5~9mm，先端渐尖；唇瓣中部稍缢缩而成上下唇；下唇长 6~9mm，两侧裂片近斜三角形，近直立，高 5~6mm，顶端钝圆，中央具 2~3 条鸡冠状褶片；褶片基部稍分开且较低，往上靠合且逐渐增高；上唇肥厚，卵状椭圆形、长椭圆形或椭圆形，长 5~9mm，宽 3~6mm，先端急尖；蕊柱连花药长 7~8mm；花药长 3~4mm。蒴果椭圆状，长约 2.5cm，无毛。花期 6~7 月，果期 9 月。

【生境】生于海拔 1 500~2 700m 的林下或草坡上。

【采制】秋季采挖，洗净，晒干。

【药材性状】根茎呈结节状，长约 1~3cm，直径 0.5~1cm。表面棕色至棕褐色；上面有一茎基残留，茎基上有明显的节和纵棱；下面着生多数须根，直径约 1mm，弯曲，皱缩，有细纵纹。质坚韧。断面黄白色。气微，味甘。

【性味】性平，味甘、微苦。

【临床应用】

（1）膀胱疝气，睾丸肿大：牌楼七花 30g，虎杖 15g，小木通 15g。泡酒服，一日 3 次，一次 15g。

（2）气滞胸痛：牌楼七 9g，红毛七 9g，四块瓦 9g。水煎加黄酒服。

【参考文献】

［1］李世全 . 秦岭巴山天然药物志［M］. 西安 : 陕西科学技术出版社,1987 :268.

［2］国家中医药管理局《中华本草》编委会 . 中华本草 : 第八卷［M］. 上海 : 上海科学技术出版社,1999 :712-713.

［3］郭增军 . 陕西七药［M］. 西安 : 陕西科学技术出版社,2003 :368.

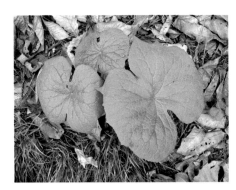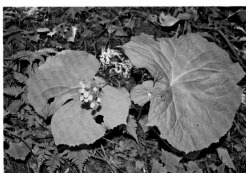

窝儿七（南方山荷叶原植物图）

【来源】小檗科山荷叶属植物南方山荷叶 *Diphylleia sinensis* H.L. Li 的根及根茎。

【植物形态】多年生草本，高 40~80cm。下部叶柄长 7~20cm，上部叶柄长（2.5~）6~13cm；叶片盾状着生，肾形或肾状圆形至横向长圆形，下部叶片长 19~40cm，宽 20~46cm，上部叶片长 6.5~31cm，宽 19~42cm，呈 2 半裂，每半裂具 3~6 浅裂或波状，边缘具不规则锯齿，齿端具尖头，上面疏被柔毛或近无毛，背面被柔毛。聚伞花序顶生，具花 10~20 朵，分枝或不分枝，花序轴和花梗被短柔毛；花梗长 0.4~3.7cm；外轮萼片披针形至线状披针形，长 2.3~3.5mm，宽 0.7~1.2mm，内轮萼片宽椭圆形至近圆形，长 4~4.5mm，宽 3.8~4mm；外轮花瓣狭倒卵形至阔倒卵形，长 5~8mm，宽 2.5~5mm；内轮花瓣狭椭圆形至狭倒卵形，长 5.5~8mm，宽 2.5~3.5mm，雄蕊长约 4mm；花丝扁平，长 1.7~2mm，花药长约 2mm；子房椭圆形，长 3~4mm，胚珠 5~11 枚，花柱极短，柱头盘状。浆果球形或阔椭圆形，长 10~15mm，直径 6~10mm，熟后蓝黑色，微被白粉，果梗淡红色。种子 4 枚，通常三角形或肾形，红褐色。花期 5~6 月，果期 7~8 月。

【生境】生于海拔 1 500~3 400m 的山坡林下阴湿处。

【采制】9~10 月采挖，去残茎及须状根。晒干或阴干用。

【药材性状】根茎横生，扁圆柱形，直径 1.5~2cm。表面黄棕色，上方有众多圆形凹陷茎痕，呈切向排列，茎痕直径约 1cm，周围环节明显，下方着生多数细根。根弯曲，长 5~6cm，直径 1mm。质硬，折断面平坦，颗粒状，皮部浅棕红色，维管束色稍深，稀疏排列，形成层环明显，髓部大，黄白色。气微，特异，味苦。

【性味】性平，味苦、辛；有毒。

【临床应用】

（1）风湿腰腿痛：窝儿七 9g，长春七 9g，朱砂莲 9g，威灵仙 9g，鬼臼 4.5g。水煎服。

（2）毒蛇咬伤：窝儿七 9g。水煎服，并将药渣捣烂，加烧酒敷患处。

（3）跌打损伤，月经不调，小腹结痛：窝儿七 3g。研末冲服，一日 2 次。

（4）痈疖肿毒：窝儿七。研末，酒醋调敷局部。

（5）跌打损伤，筋骨疼痛：窝儿七 60g。捣碎，用黄酒 500g 浸泡半月，早晚各服 60~90g。

【禁忌】忌热物；孕妇及月经过多者禁服。

【注意事项】

（1）用于皮肤，能引起代谢最旺盛的基层表皮细胞的异常分裂、原生质及细胞核的变性等病变。可用其油溶剂或醇溶剂以除去尖头湿疣或乳状疣，此时应注意勿使药液接触健康皮肤。

（2）内服鬼臼毒素或鬼臼树脂，可刺激小肠，产生大量水泻，属树脂类泻药；此时常伴有腹痛，量大甚至可出现血便或导致严重衰竭性虚脱。

【参考文献】

［1］赵守训，黄泰康，丁志遵，等．中药辞海：第三卷［M］.北京：中国医药科技出版社，1997：1042-1043.

［2］李世全．秦岭巴山天然药物志［M］.西安：陕西科学技术出版社，1987：269.

［3］张志英，李继瓒，陈彦生．陕西种子植物名录［M］.西安：陕西旅游出版社，2000：39.

［4］陕西省革命委员会卫生局，商业局．陕西中草药［M］.北京：科学出版社，1971：492-495.

［5］张志英．陕西中药名录［M］.西安：陕西科学技术出版社，1989：140.

［6］张贵君．现代中药材商品通鉴［M］.北京：中国中医药出版社，2001：568-570.

［7］雷国莲，马秉仁．窝儿七的生药鉴定［J］.陕西中医学院学报，1991，14（4）:34.

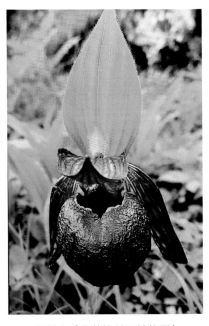
蜈蚣七（大花杓兰原植物图）

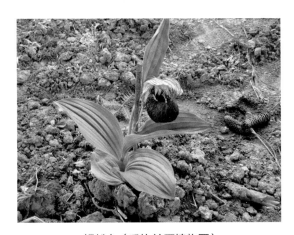
蜈蚣七（毛杓兰原植物图）

【来源】兰科杓兰属植物毛杓兰 *Cypripedium franchetii* E.H. Wilson 和大花杓兰 *Cypripedium macranthum* Sw. 的根及根茎。

【植物形态】

（1）毛杓兰：多年生草本，植株高 20~35cm，具粗壮、较短的根状茎。茎直立，密被长柔毛，尤其上部为甚，基部具数枚鞘，鞘上方有 3~5 枚叶。叶片椭圆形或卵状椭圆形，长 10~16cm，宽 4~6.5cm，先端急尖或短渐尖，两面脉上疏被短柔毛，边缘具细缘毛。花序顶生，具 1 花；花序柄密被长柔毛；花苞片叶状，椭圆形或椭圆状披针形，长 6~8（12）cm，宽 2~3.5cm，先端渐尖或短渐尖，两面脉上具疏毛，边缘具细缘毛；花梗和子房长 4~4.5cm，密被长柔毛；花淡紫红色至粉红色，有深色脉纹；中萼片椭圆状卵形或卵形，长 4~5.5cm，宽 2.5~3cm，先端渐尖或短渐尖，背面脉上疏被短柔毛，边缘具细缘毛；合萼片椭圆状披针形，长 3.5~4cm，宽 1.5~2.5cm，先端 2 浅裂，背面脉上亦被短柔毛，边缘具细缘毛；花瓣披针形，长 5~6cm，宽 1~1.5cm，先端渐尖，内表面基部被长柔毛；唇瓣深囊状，椭圆形或近球形，长 4~5.5cm，宽 3~4cm；退化雄蕊卵状箭头形至卵形，长 1~1.5cm，宽 7~9mm，基部具短耳和很短的柄，背面略有龙骨状凸起。花期 5~7 月。

（2）大花杓兰：多年生草本，植株高 25~50cm，具粗短的根状茎。茎直立，稍被短柔毛或变无毛，基部具数枚鞘，鞘上方具 3~4 枚叶。叶片椭圆形或椭圆状卵形，长 10~15cm，宽 6~8cm，先端渐尖或近急尖，两面脉上略被短柔毛或变无毛，边缘有细缘毛。花序顶生，具 1 花，极罕 2 花；花序柄被短柔毛或变无毛；花苞片叶状，通常椭圆形，较少椭圆状披针形，长 7~9cm，宽 4~6cm，先端短渐尖，两面脉上通常被微柔毛；花梗和子房长 3~3.5cm，无毛；花大，紫色、红色或粉红色，通常有暗色脉纹，极罕白色；中萼片宽卵状椭圆形或卵状椭圆形，长 4~5cm，宽 2.5~3cm，先端渐尖，无毛；合萼片卵形，长 3~4cm，宽 1.5~2cm，先端 2 浅裂；花瓣披针形，长 4.5~6cm，宽 1.5~2.5cm，先端渐尖，不扭转，内表面基部具长柔毛；唇瓣深囊状，近球形或椭圆形，长 4.5~5.5cm；囊口较小，直径约 1.5cm，囊底有毛；退化雄蕊卵状长圆形，长 1~1.4cm，宽 7~8mm，基部无柄，背面无龙骨状凸起。蒴果狭椭圆形，长约 4cm，无毛。花期 6~7 月，果期 8~9 月。

【生境】生于海拔 2 000~2 800m 的阴湿、水边沙地，林下或草丛中。

【采制】秋季采挖，洗净，晒干。

【药材性状】呈长圆柱形，稍扁，略作结节状，多弯曲不直，长 8~20cm，直径 0.8~2.2cm。表面棕褐色至深棕色，较粗糙，有多数层状环节及少数细纵皱纹，近先端的环节间常有棕黑色鳞状残片。上面有数个类圆形疤状茎痕，有时残留茎基；下面具点状细根痕及少数残断细根。先端渐细，有残存的棕色茎基及叶基，末端钝或略细，质硬，味涩、微苦。

【性味】性温，味酸、苦；有毒。

【临床应用】

（1）胃痛：①蜈蚣七 3g，磨水服；②蜈蚣七 3g，丛叶蓼根 3g，青木香 3g，樟树果 3~6g。水煎服。

（2）血崩，痛经：蜈蚣七 1.5~3g。研末服。

（3）跌打损伤：蜈蚣七 15~30g。酒浸，分多次服。

（4）外伤出血：鲜蜈蚣七。捣烂敷或干品研粉撒布。

【参考文献】

［1］张志英.陕西中药名录［M］.西安:陕西科学技术出版社,1989 :108.

［2］李世全.秦岭巴山天然药物志［M］.西安:陕西科学技术出版社,1987 :270.

［3］陕西省革命委员会卫生局,商业局.陕西中草药［M］.北京:科学出版社,1971 :804-806.

［4］江苏新医学院.中药大辞典:上册［M］.上海:上海科学技术出版社,1977 :1205.

［5］宝鸡市卫生局.太白山本草志［M］.西安:陕西科学技术出版社,1993 :377.

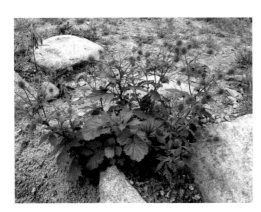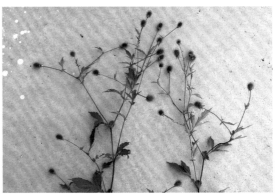

追风七（路边青原植物图）

【来源】蔷薇科路边青属植物路边青 *Geum aleppicum* Jacq. 的根或全草。

【植物形态】多年生草本。须根簇生。茎直立，高 30~100cm，被开展粗硬毛稀几无毛。基生叶为大头羽状复叶，通常有小叶 2~6 对，连叶柄长 10~25cm，叶柄被粗硬毛，小叶大小极不相等，顶生小叶最大，菱状广卵形或宽扁圆形，长 4~8cm，宽 5~10cm，顶端急尖或圆钝，基部宽心形至宽楔形，边缘常浅裂，有不规则粗大锯齿，锯齿急尖或圆钝，两面绿色，疏生粗硬毛；茎生叶羽状复叶，有时重复分裂，向上小叶逐渐减少，顶生小叶披针形或倒卵状披针形，顶端常渐尖或短渐尖，基部楔形；茎生叶托叶大，绿色，叶状，卵形，边缘有不规则粗大锯齿。花序顶生，疏散排列，花梗被短柔毛或微硬毛；花直径 1~1.7cm；花瓣黄色，几圆形，比萼片长；萼片卵状三角形，顶端渐尖，副萼片狭小，披针形，顶端渐尖稀 2 裂，比萼片短 1 倍多，外面被短柔毛及长柔毛；花柱顶生，在上部 1/4 处扭曲，成熟后自扭曲处脱落，脱落部分下部被疏柔毛。聚合果倒卵球形，瘦果被长硬毛，花柱宿存部分无毛，顶端有小钩；果托被短硬毛，长约 1mm。花果期 7~10 月。

【生境】生于海拔 800~3 600m 的山坡草地，沟边、地边、河滩、林间隙地及林缘。

【采制】夏季采收，阴干或鲜用。

【药材性状】切成短节状。根茎不规则形，直径 0.5~1cm。根多数簇生，直径 1~3cm，表面黄棕色，少有须根。茎圆柱形，中空，直径 4~12mm，表面灰绿或棕色，披有白色长刚毛，质脆，易折断，断面黄白色。叶多易碎，上表面颜色深，下表面颜色浅，呈黄绿色，上下表面均披白色长刚毛。花多皱缩，黄色，花瓣宽卵形至近圆形。先端圆，聚合瘦果长球形，直径9~12mm。气微，味苦、涩。

【性味】性平，味辛。

【临床应用】

（1）咽喉肿痛：追风七9g，八爪金龙6g。水煎服。

（2）痈疖肿痛：鲜追风七。捣成泥膏，敷贴疮肿处。

（3）小儿慢惊风：追风七（春夏用叶，秋冬用根）。捣汁200ml，开水和匀内服。

（4）月经不调，不育及子宫癌：追风七15g。煮鸡或煮肉吃。

（5）食滞腹泻，肾虚腰痛：追风七6~9g。水煎服。

（6）乳腺炎，疮毒：追风七。捣敷。

（7）头晕疼痛：追风七30g，仙桃叶30g。研末。肉汤或油汤送下，每服15g。

（8）虚弱咳嗽：追风七9g，黄精9g，竹叶黄9g，姜花9g，白胭脂花根9g，川牛膝9g，姜9g。水煎服。

（9）月经不调：追风七12g，血当归12g，龙芽草9g，元宝草9g，泽兰9g，月季花7朵。酒500g泡服，早晚各服15g。

（10）肾亏体弱阳痿：追风七60g，薏苡根120g，枸杞60g，肉桂15g，黄精15g，猪肾5个。用文火煮约2小时，分3日服完。

（11）老年头晕：追风七60g。炖猪肉；肉汤煮绿壳鸭蛋吃。

【参考文献】

［1］余传隆.中药辞海:第一卷［M］.北京:中国医药科技出版社,1993:813.

［2］廖心荣,韦群辉,游春,等.云南民间习用水杨梅—五气朝阳草的生药鉴定［J］.云南中医学院学报,1994,17（1）:19-22.

［3］陕西省革命委员会卫生局,商业局.陕西中草药［M］.北京:科学出版社,1971:535.

［4］李世全.秦岭巴山天然药物志［M］.西安:陕西科学技术出版社,1987:555.

［5］方志先,赵晖,赵敬华.土家族药物志:下册［M］.北京:中国医药科技出版社,2007:832.

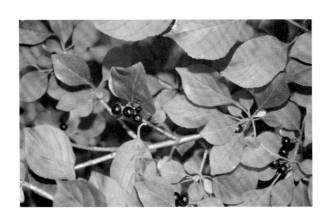

黑风七（异叶鼠李原植物图）

【来源】鼠李科鼠李属植物异叶鼠李 *Rhamnus heterophylla* Oliv. 的根、枝叶。

【植物形态】矮小灌木，高 2m，枝无刺，幼枝和小枝细长，被密短柔毛。叶纸质，大小异形，在同侧交替互生，小叶近圆形或卵圆形，长 0.5~1.5cm，顶端圆形或钝；大叶矩圆形、卵状椭圆形或卵状矩圆形，长 1.5~4.5cm，宽 1~2.2cm，顶端锐尖或短渐尖，常具小尖头，基部楔形或圆形，边缘具细锯齿或细圆齿，干时多少背卷，上面浅绿色，两面无毛或仅下面脉腋被簇毛，稀沿脉被疏短柔毛，侧脉每边 2~4 条，上面不明显，下面稍凸起，叶柄长 2~7mm，有短柔毛；托叶钻形或线状披针形，短于叶柄，宿存。花单性，雌雄异株，单生或 2~3 个簇生于侧枝上的叶腋，5 基数，花梗长 1~2mm，被疏微柔毛；萼片外面被疏柔毛，内面具 3 脉；雄花的花瓣匙形，顶端微凹，具退化雌蕊，子房不发育，花柱 3 半裂；雌花花瓣小，2 浅裂，早落，有极小的退化雄蕊，子房球形，3 室，每室有 1 胚珠，花柱短，3 半裂。核果球形，基部有宿存的萼筒，成熟时黑色，具 3 分核；果梗长 1~2mm；种子背面具长为种子 4/5 上窄下宽的纵沟。花期 5~8 月，果期 9~12 月。

【生境】生于海拔 800~1 500m 的山坡、灌丛和林缘。

【采制】4~5 月采嫩枝叶，鲜用或切段晒干。9~12 月采根，鲜用或切片晒干。

【性味】性凉，味涩、微苦。

【临床应用】

（1）痔疮出血：鲜黑风七 45g，鲜刺老包根 30g，地石榴果（即小种地瓜，要过冬的）30g。炖猪肉 250g，多放汤，少加盐，炖好后去渣取汁。一日 3 次，一次 1 饭碗。

（2）痢疾，崩带：黑风七 30~45g。水煎，分 2 次服。

【参考文献】

［1］张志英.陕西中药名录［M］.西安:陕西科学技术出版社,1989 :228.

［2］张志英,李继瓒,陈彦生.陕西种子植物名录［M］.西安:陕西旅游出版社,2000 :68.

［3］江苏新医学院.中药大辞典:上册［M］.上海:上海科学技术出版社,1977 :237.

［4］《全国中草药汇编》编写组.全国中草药汇编:下册［M］.北京:人民卫生出版社,1978 :380.

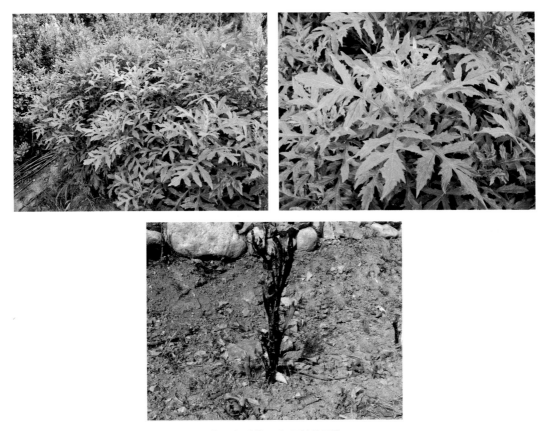

土三七（菊三七原植物图）

　　【来源】菊科菊三七属植物菊三七 *Gynura japonica*（Thunb.）Juel. 的根或全草。

　　【植物形态】高大多年生草本，高 60~150cm，或更高。根粗大成块状，直径 3~4cm，有多数纤维状根茎直立，中空，基部木质，直径达 15mm，有明显的沟棱，幼时被卷柔毛，后变无毛，多分枝，小枝斜升。基部叶在花期常枯萎。基部和下部叶较小，椭圆形，不分裂至大头羽状，顶裂片大，中部叶大，具长或短柄，叶柄基部有圆形，具齿或羽状裂的叶耳，多少抱茎；叶片椭圆形或长圆状椭圆形，长 10~30cm，宽 8~15cm，羽状深裂，顶裂片大，倒卵形，长圆形至长圆状披针形，侧生裂片（2）3~6 对，椭圆形，长圆形至长圆状线形，长 1.5~5cm，宽 0.5~2（2.5）cm，顶端尖或渐尖，边缘有大小不等的粗齿或锐锯齿、缺刻，稀全缘。上面绿色，下面绿色或变紫色，两面被贴生短毛或近无毛。上部叶较小，羽状分裂，渐变成苞叶。头状花序多数，直径 1.5~1.8cm，花茎枝端排成伞房状圆锥花序；每一花序枝有 3~8 个头状花序；花序梗细，长 1~3（~6）cm，被短柔毛，有 1~3 线形的苞片；总苞狭钟状或钟状，长 10~15mm，宽 8~15mm，基部有 9~11 线形小苞片；总苞片 1 层，13 个，线状披针形，长 10~15mm，宽 1~1.5mm，顶端渐尖，边缘干膜质，背面无毛或被疏毛。小花 50~100 个，花冠黄色或橙黄色，长 13~15mm，管部细，长 10~12mm，上部 5 齿裂，花柱基部小球形，分枝先端有细长线形具毛的尖端，长约 4mm。瘦果狭圆柱形，有条纹，被梳毛；冠毛多数，柔软，白色，绢毛状，易脱落。花果期 8~10 月。

【生境】生于海拔 1 200~3 000m 的山谷、山坡草地、林下或林缘。

【采制】夏、秋季挖块根，除去（或不除）残存茎叶，洗净，晒干或鲜用。

【药材性状】根呈拳形团块状，长 3~6cm，直径约 3cm，表面灰棕色至棕黄色，鲜品常带淡紫红色，全体具瘤状凸起，凸起物顶端常有茎基或芽痕，下面有细根或细根痕。质坚实，断面灰黄色，鲜品白色。气无，味淡而后微苦。

全草长 50~100cm。根茎块状，具疣状凸起及须根。茎单一或上部分枝，具纵沟及细柔毛，表面黄绿色或略带紫色。叶互生，多皱缩，长可达 20cm，叶柄长约 2cm，茎上部叶近无柄；完整叶片羽状深裂，边具不规则锯齿，膜质。头状花序排成圆锥状生于枝顶，花全为两性，筒状，黄色。气无，味微苦。

【性味】性温，味甘、微苦。

【临床应用】

（1）跌打损伤，瘀血肿痛：土三七 9g 或鲜品 30g。水煎兑酒服，也可鲜品捣烂外敷患处。

（2）吐血，咯血，便血，鼻血：土三七 9g。水煎服。

（3）赤痢：土三七 9g。研粉。米汤调服。

（4）毒蛇咬伤，蜂蝎刺伤：鲜土三七。捣烂。外敷患处。

（5）产后瘀血腹痛：土三七 6g，胡椒 10 粒。共研末。开水冲服。

（6）月经不调：土三七 9g，三白草 9g，盘龙七 9g，红毛七 6g，鱼腥草 6g，长春七 3g。水煎服或泡酒喝。

【注意事项】孕妇慎用。有肝毒性，勿过量服用。

【参考文献】

［1］黄泰康，丁志遵，赵守训，等. 现代本草纲目［M］. 北京：中国医药科技出版社，2001：64.

［2］陕西省革命委员会卫生局，商业局. 陕西中草药［M］. 北京：科学出版社，1971：816–818.

［3］徐国钧，何宏贤，徐珞珊，等. 中国药材学［M］. 北京：中国医药科技出版社，1996：457–458.

［4］李世全. 秦岭巴山天然药物志［M］. 西安：陕西科学技术出版社，1987：144.

［5］郭增军. 陕西七药［M］. 西安：陕西科学技术出版社，2003：15–17.

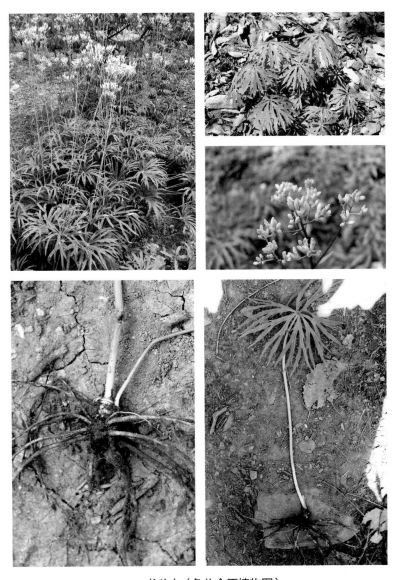

龙头七（兔儿伞原植物图）

【来源】菊科兔儿伞属植物兔儿伞 *Syneilesis aconitifolia*（Bunge）Maxim. 的根或全草。

【植物形态】多年生草本。根状茎短，横走，具多数须根，茎直立，高 70~120cm，下部直径 2.5~6mm，紫褐色，无毛，具纵肋，不分枝。叶通常 2，疏生；下部叶具长柄；叶片盾状圆形，直径 20~30cm，掌状深裂；裂片 7~9，每裂片再次 2~3 浅裂；小裂片宽 4~8mm，线状披针形，边缘具不等长的锐齿，顶端渐尖，初时反折呈闭伞状，被密蛛丝状绒毛，后开展成伞状，变无毛，上面淡绿色，下面灰色；叶柄长 10~16cm，无翅，无毛，基部抱茎；中部叶较小，直径 12~24cm；裂片通常 4~5；叶柄长 2~6cm。其余的叶呈苞片状，披针形，向上渐小，无柄或具短柄。头状花序多数，在茎端密集成复伞房状，干时宽 6~7mm；花序梗长 5~16mm，具数枚线形小苞片；总苞筒状，长 9~12mm，宽 5~7mm，基部有 3~4 小苞片；总苞片 1 层，5 片，长圆形，顶端钝，边缘膜质，外面无毛。小花 8~10，花冠淡粉白色，长 10mm，管部窄，长 3.5~4mm，檐部窄钟状，5 裂；花药变紫色，基部短箭形；花柱分枝伸长、扁，顶端钝，被笔状微毛。瘦果圆柱形，长 5~6mm，无毛，具肋；冠毛污白色或变红色，糙毛状，长 8~10mm。花期 6~7 月，果期 8~10 月。

【生境】生于海拔 600~1 700m 的山坡、荒地、林缘或路旁。

【采制】6~8 月采收，鲜用或切段晒干。

【药材性状】本品根茎扁圆柱形，多弯曲，长 1~4cm，直径 0.3~0.8cm；表面棕褐色，粗糙，具不规则的环节和纵皱纹，两侧向下生多条根。根类圆柱状，弯曲，长 5~15cm，直径 0.1~0.3cm；表面灰棕色或淡棕黄色，表面密被灰白色根毛，具细纵皱纹；质脆，易折断，折断面略平坦，皮部白色，木部棕黄色。气微特异，味辛凉。

【性味】性微温，味辛、苦；有毒。

【临床应用】

（1）风湿麻木，全身骨痛：龙头七 12g，刺五加根 12g，白龙须 9g，小血藤 9g，木瓜根 9g。泡酒 1kg。一日服 2 次，一次 30~45g。

（2）肾虚腰痛：龙头七根。泡酒服。

（3）跌打损伤：龙头七 15g，丹参 15g，炒槐花 9g，地鳖虫 9g。煎水，服时兑酒少许。另用鲜龙头七捣烂敷患处。

（4）痈疽：龙头七全草。捣烂，鸡蛋白调敷。

（5）颈淋巴结结核：龙头七根 30g，蛇莓 30g，香茶菜根 15g。水煎服，另以鲜八角莲根捣烂，敷患处。

（6）痔疮：龙头七适量。水煎熏洗患处；另用根茎磨汁或捣烂涂患处。

（7）毒蛇咬伤：龙头七根（鲜）适量。捣烂外敷。

（8）中暑：龙头七根 60g。水煎服。

【禁忌】孕妇禁服。

【参考文献】

［1］张志英,李继瓒,陈彦生.陕西种子植物名录［M］.西安:陕西旅游出版社,2000:110.

［2］陕西省革命委员会卫生局,商业局.陕西中草药［M］.北京:科学出版社,1971:524-526.

［3］李世全.秦岭巴山天然药物志［M］.西安:陕西科学技术出版社,1987:106.

［4］郭增军.陕西七药［M］.西安:陕西科学技术出版社,2003:373-375.

［5］江苏新医学院.中药大辞典［M］.上海:上海科学技术出版社,1977:1433.

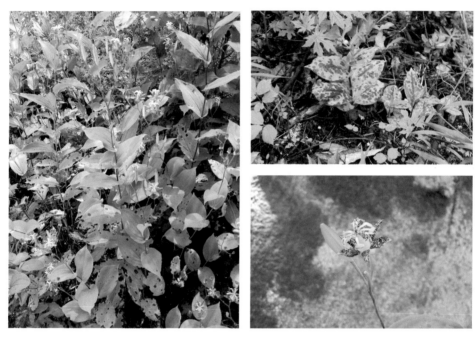

红酸七（油点草原植物图）

【来源】百合科油点草属植物油点草 *Tricyrtis macropoda* Miq. 和黄花油点草 *Tricyrtis pilosa* Wallich 的根或全草。

【植物形态】

（1）油点草：植株高可达 1m。茎上部疏生或密生短的糙毛。叶卵状椭圆形、矩圆形至矩圆状披针形，长（6~）8~16（~19）cm，宽（4~）6~9（~10）cm，先端渐尖或急尖，两面疏生短糙伏毛，基部心形抱茎或圆形而近无柄，边缘具短糙毛。二歧聚伞花序顶生或生于上部叶腋，花序轴和花梗生有淡褐色短糙毛，并间生有细腺毛；花梗长 1.4~2.5（~3）cm；苞片很小；花疏散；花被片绿白色或白色，内面具多数紫红色斑点，卵状椭圆形至披针形，长约 1.5~2cm，开放后自中下部向下反折；外轮 3 片较内轮为宽，在基部向下延伸而呈囊状；雄蕊约等长于花被片，花丝中上部向外弯垂，具紫色斑点；柱头稍微高出雄蕊或有时近等高，3 裂；裂片长 1~1.5cm，每裂片上端又二深裂，小裂片长约 5mm，密生腺毛。蒴果直立，长约 2~3cm。花果期 6~10 月。

（2）黄花油点草：植株的体态和花的结构与上种较相似，但通常花为黄绿色；花被片向上斜展或近水平伸展，但决不向下反折。花期 7~9 月。

【生境】生于海拔 1 000~1 300m 的山地林下、草丛中或岩石缝隙中。

【采制】夏、秋季采挖，洗净，晒干备用。

【药材性状】干燥药材长短不等，长 5~20cm。根茎顶端残留新生茎芽或茎痕，茎芽白色，长 6~8mm，残留的茎基秆多开裂破碎不齐，质脆，易折断；根茎短小，圆形或椭圆形，长 1~2cm，直径 3~5mm；根茎着多数须根，须根呈微弱的扭曲，长 5~25cm，直径 0.5~1mm，表面淡黄色或黄褐色，质脆，易折断，断面白色。气微，味淡、微甘。

【性味】性平，味甘。

【临床应用】

（1）痨伤：红酸七 9g，赶山鞭 3~6g，红毛七 3g。水煎服加黄精酒服。

（2）痞块：红酸七 15g。水煎服。

【禁忌】忌浆水。

【参考文献】

［1］郭增军.陕西七药［M］.西安:陕西科学技术出版社,2003 :171.

［2］国家中医药管理局《中华本草》编委会.中华本草:第 8 册［M］.上海:上海科学技术出版社,1999 : 173.

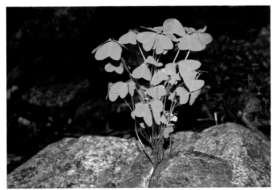

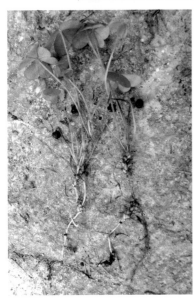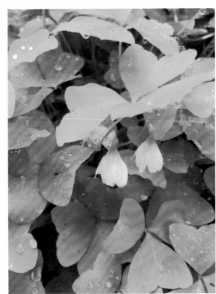

麦穗七（山酢浆草原植物图）

【来源】酢浆草科酢浆草属植物山酢浆草 *Oxalis griffithii* Edgeworth et J.D. Hooker 的根或全草。

【植物形态】多年生草本，高 8~10cm。根纤细；根茎横生，节间具 1~2mm 长的褐色或白色小鳞片和细弱的不定根。茎短缩不明显，基部围以残存覆瓦状排列的鳞片状叶柄基。叶基生；托叶阔卵形，被柔毛或无毛，与叶柄茎部合生；叶柄长3~15cm，近基部具关节；小叶3，小叶倒三角形或宽倒三角形，长5~20mm，宽8~30mm，先端凹陷，两侧角钝圆，基部楔形，两面被毛或背面无毛，有时两面均无毛。总花梗基生，单花，与叶柄近等长或更长；花梗长2~3cm，被柔毛；苞片2，对生，卵形，长约3mm，被柔毛；萼片5，卵状披针形，长3~5mm，宽1~2mm，先端具短尖，宿存；花瓣5，白色或稀粉红色，倒心形，长为萼片的1~2倍，先端凹陷，基部狭楔形，具白色或带紫红色脉纹；雄蕊10，长、短互间，花丝纤细，基部合生；子房5室，花柱5，细长，柱头头状。蒴果椭圆形或近球形，长3~4mm。种子卵形，褐色或红棕色，具纵肋。花期7~8月，果期8~9月。

【生境】生于海拔900~1 900m的高山及山区林下较阴湿地方。

【采制】秋采收，洗净晒干。

【药材性状】根茎呈圆柱形，长4~9cm，直径约3mm，表面棕褐色，具纵皱纹，有紧密交互排列的叶柄残基，质脆，易折断，断面粉红色，中央有黄白色髓部。叶丛生，有长柄，叶片灰绿色，多皱缩，展平后呈三出复叶，小叶片倒三角形。气微，味淡、微涩。

【性味】性平，味酸、微辛。

【临床应用】

（1）肾炎和尿血：麦穗七、玉米须、酸浆草等量。同煎服。

（2）贫血：麦穗七9g，当归9g。水煎服。

（3）跌打损伤：鲜麦穗七全草9~15g，水煎服。或用鲜麦穗七全草，蘸热酒揉搽患处。

（4）目赤肿痛，鹅口疮：麦穗七10g，野菊花15g。水煎服。

【注意事项】孕妇慎用。

【参考文献】

［1］陕西省革命委员会卫生局,商业局.陕西中草药［M］.北京:科学出版社,1971 :886-888.

［2］郭增军.陕西七药［M］.西安:陕西科学技术出版社,2003 :173.

［3］李世全.秦岭巴山天然药物志［M］.西安:陕西科学技术出版社,1987 :605.

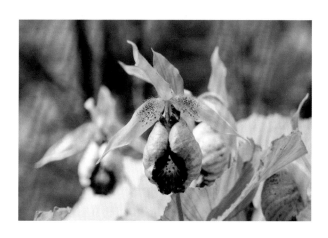

扇子七（扇脉杓兰原植物图）

【来源】兰科杓兰属植物扇脉杓兰 *Cypripedium japonicum* Thunb. 的根或带根的全草。

【植物形态】多年生草本。植株高 35~55cm，具较细长的、横走的根状茎；根状茎直径 3~4mm，有较长的节间。茎直立，被褐色长柔毛，基部具数枚鞘，顶端生叶。叶通常 2 枚，近对生，位于植株近中部处，极罕有 3 枚叶互生的；叶片扇形，长 10~16cm，宽 10~21cm，上半部边缘呈钝波状，基部近楔形，具扇形辐射状脉直达边缘，两面在近基部处均被长柔毛，边缘具细缘毛。花序顶生，具 1 花；花序柄亦被褐色长柔毛；花苞片叶状，菱形或卵状披针形，长 2.5~5cm，宽 1~2（~3）cm，两面无毛，边缘具细缘毛；花梗和子房长 2~3cm，密被长柔毛；花俯垂；萼片和花瓣淡黄绿色，基部多少有紫色斑点，唇瓣淡黄绿色至淡紫白色，多少有紫红色斑点和条纹；中萼片狭椭圆形或狭椭圆状披针形，长 4.5~5.5cm，宽 1.5~2cm，先端渐尖，无毛；合萼片与中萼片相似，长 4~5cm，宽 1.5~2.5cm，先端 2 浅裂；花瓣斜披针形，长 4~5cm，宽 1~1.2cm，先端渐尖，内表面基部具长柔毛；唇瓣下垂，囊状，近椭圆形或倒卵形，长 4~5cm，宽 3~3.5cm；囊口略狭长并位于前方，周围有明显凹槽并呈波浪状齿缺；退化雄蕊椭圆形，长约 1cm，宽 6~7mm，基部有短耳。蒴果近纺锤形，长 4.5~5cm，宽 1.2cm，疏被微柔毛。花期 4~5 月，果期 6~10 月。

【生境】生于海拔 1 000~2 000m 的林下及竹林中。

【采制】夏、秋季节采收根或全草，洗净，晒干备用；或以米泔水漂洗后再酒炒后使用。

【药材性状】根茎圆柱形，直径约 3mm，表面灰褐色或棕褐色，有细纵纹，有的皮部横向断裂露出中柱；节明显，质脆，断面白色，中柱淡黄色，根簇生节上，质韧，气微，味苦而麻。

【性味】性平，味微苦；有毒。

【临床应用】

（1）皮肤瘙痒：扇子七全草。煎水洗。

（2）跌打损伤，腰痛：扇子七 6g。煎服或泡酒服。

（3）风湿疼痛：扇子七根适量。泡酒外擦。

（4）间日疟：扇子七根 1.5g。研粉。发疟前 1 小时冷开水送下。

（5）无名肿毒：扇子七全草适量。捣烂。醋调敷患处。

（6）毒蛇咬伤：扇子七鲜根 9~12g，斑叶兰 6g，金不换 15~18g。水煎，冲洗咬眼，一日服 3 次；另取鲜根 60~90g。加烧酒捣烂，外敷伤口周围。

（7）皮肤瘙痒：扇子七全草。煎水洗。

【禁忌】内服本品后，半日内禁忌热酒、热饭。

【注意事项】内服宜慎。

【参考文献】

［1］国家中医药管理局《中华本草》编委会 . 中华本草：第 8 册［M］. 上海：上海科学技术出版社,1999：703-704.

［2］黄泰康,丁志遵,赵守训,等 . 现代本草纲目［M］. 北京：中国医药科技出版社,2001：2333.

［3］南京中医药大学 . 中药大辞典：下册［M］.2 版 . 上海：上海科学技术出版社,2006：2771.

［4］郭增军 . 陕西七药［M］. 西安：陕西科学技术出版社,2003：305.

［5］李世全 . 秦岭巴山天然药物志［M］. 西安：陕西科学技术出版社,1987：257-258.

［6］陕西省革命委员会卫生局,商业局 . 陕西中草药［M］. 北京：科学出版社,1971：184-186.

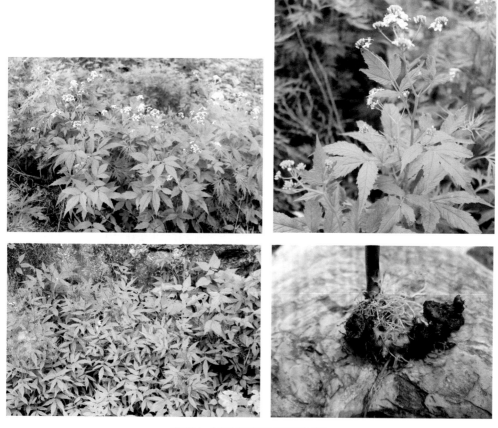

菜子七（白花碎米荠原植物图）

【来源】十字花科碎米荠属植物白花碎米荠 *Cardamine leucantha*（Tausch）O.E. Schulz 的根或全草。

【植物形态】多年生草本，高 30~75cm。根状茎短而匍匐，着生多数粗线状、长短不一的匍匐茎，其上生有须根。茎单一，不分枝，有时上部有少数分枝，表面有沟棱、密被短绵毛或柔毛。基生叶有长叶柄，小叶 2~3 对，顶生小叶卵形至长卵状披针形，长 3.5~5cm，宽 1~2cm，顶端渐尖，边缘有不整齐的钝齿或锯齿，基部楔形或阔楔形，小叶柄长 5~13mm，侧生小叶的大小、形态和顶生相似，但基部不等、有或无小叶柄；茎中部叶有较长的叶柄，通常有小叶 2 对；茎上部叶有小叶 1~2 对，小叶阔披针形，较小；全部小叶干后带膜质而半透明，两面均有柔毛，尤以下面较多。总状花序顶生，分枝或不分枝，花后伸长；花梗细弱，长约 6mm；萼片长椭圆形，长 2.5~3.5mm，边缘膜质，外面有毛；花瓣白色，长圆状楔形，长 5~8mm；花丝稍扩大；雌蕊细长；子房有长柔毛，柱头扁球形。长角果线形，长 1~2cm，宽约 1mm，花柱长约 5mm；果瓣散生柔毛，毛易脱落；果梗直立开展，长 1~2cm。种子长圆形，长约 2mm，栗褐色，边缘具窄翅或无。花期 4~7 月，果期 6~8 月。

【生境】生于海拔 200~2 000m 的林区路旁、山坡灌木林下、沟边及湿草地。

【采制】5~7 月采收全草，8~9 月采挖根及根茎，晒干备用。

【药材性状】呈细长圆柱形，略弯，中部膨大，两端较细，长 2~4cm，直径 2~4mm。表面黄白色或淡黄棕色，有细纵皱纹及多数交互排列的叶（芽）痕凸起，叶（芽）痕周围具较多细小的细根痕。质脆，易折，断面平坦，粉性。气微，味淡。

【性味】性平，味辛、甘。

【临床应用】

（1）百日咳：菜子七根 15~30g，小儿减半。水煎，分 3 次服；或晒干研粉，用蜂蜜拌服。

（2）慢性支气管炎：菜子七根状茎或全草 15g，杏仁 12g。水煎服。

（3）月经不调：菜子七根状茎。研末。一日 9g，酒调服。

【参考文献】

[1] 国家中医药管理局《中华本草》编委会 . 中华本草：第 7 册[M]. 上海：上海科学技术出版社，1999：702.

[2] 黄泰康，丁志遵，赵守训，等 . 现代本草纲目[M]. 北京：中国医药科技出版社，2001：2459.

[3] 南京中医药大学 . 中药大辞典：下册[M]. 2 版 . 上海：上海科学技术出版社，2006：2892.

[4] 郭增军 . 陕西七药[M]. 西安：陕西科学技术出版社，2003：318-319.

[5] 《全国中草药汇编》编写组 . 全国中草药汇编：下册[M]. 2 版 . 北京：人民卫生出版社，1996：546.

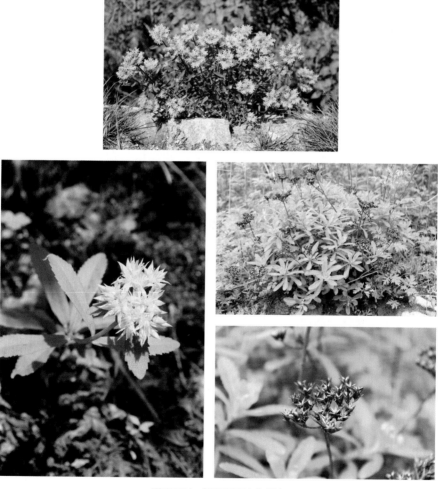

景天三七（费菜原植物图）

【来源】景天科景天属植物费菜 *Phedimus aizoon* L. 和堪察加费菜 *Phedimus kamtschaticus*（Fischer et C.A. meyer）的根或全草。

【植物形态】

（1）费菜：多年生草本。根状茎短，粗茎高20~50cm，有1~3条茎，直立，尢毛，不分枝。叶互生，狭披针形、椭圆状披针形至卵状倒披针形，长3.5~8cm，宽1.2~2cm，先端渐尖，基部楔形，边缘有不整齐的锯齿；叶坚实，近革质。聚伞花序有多花，水平分枝，平展，下托以苞叶。萼片5，线形，肉质，不等长，长3~5mm，先端钝；花瓣5，黄色，长圆形至椭圆状披针形，长6~10mm，有短尖；雄蕊10，较花瓣短；鳞片5，近正方形，长0.3mm，心皮5，卵状长圆形，基部合生，腹面凸出，花柱长钻形。蓇葖星芒状排列，长7mm；种子椭圆形，长约1mm。花期6~7月，果期8~9月。

（2）堪察加费菜：多年生草本。根状茎木质，粗，分枝。茎斜上，高15~40cm，有时被微乳头状凸起，常不分枝。叶互生或对生，少有为3叶轮生，倒披针形、匙形至倒卵形，长2.5~7cm，宽0.5~3cm，先端圆钝，下部渐狭，成狭楔形，上部边缘有疏锯齿至疏圆齿。聚伞花序顶生；萼片5，披针形，长3~4mm，基部宽，下部卵形，上部线形，钝；花瓣5，黄色，披针形，长6~8mm，先端渐尖，有短尖头，背面有龙骨状凸起；雄蕊10，较花瓣稍短，花药橙黄色；鳞片5，细小，近正方形；心皮5，与花瓣稍同长或稍短，直立，基部2mm合生。蓇葖上部星芒状水平横展，腹面作浅囊状凸起；种子细小，倒卵形，褐色。花期6~7月，果期8~9月。

【生境】生于海拔700~1 800m的温暖向阳的山坡岩石上或草地。

【采制】春、秋季采挖根部，洗净晒干。全草随用随采，或秋季采后晒干。

【药材性状】

（1）费菜：根茎短小，略呈块状；表面灰棕色，根数条，粗细不等；质硬，断面暗棕色或类灰白色。茎圆柱形，长15~40cm，直径2~5cm；表面暗棕色或紫棕色，有纵棱；质脆，易折断，断面常中空。叶互生或近对生，几无柄；叶片皱缩，展平后呈长披针形至倒披针形，长3~8cm，宽1~2cm；灰绿色或棕褐色，先端渐尖，基部楔形，边缘上部有锯齿，下部全缘。聚伞花序顶生，花黄色。气微，味微涩。

（2）堪察加费菜：根茎横走，木质，较细长。茎簇生。叶匙形至倒卵形。花橘黄色。

【性味】性平，味甘、微酸。

【临床应用】

（1）吐血，咳血，鼻衄，牙龈出血，内伤出血：鲜景天三七60~90g。水煎或捣汁服，连服数日。

（2）尿血：景天三七15g。加红糖引。水煎服。

（3）血小板减少性紫癜，消化道出血：景天三七30~60g。水煎服；或制成糖浆服。

（4）白带，崩漏：鲜景天三七60~90g。水煎服。

（5）创伤出血：景天三七适量。研细末，外敷伤处。

（6）跌打损伤：①景天三七鲜草。捣烂外敷；②景天三七顶上嫩芽7个。炒鸡蛋吃。

（7）惊悸，失眠，烦躁惊狂：鲜景天三七30~90g，猪心一个（不要剖割，保留内部血液）置瓦罐中炖熟，去草。当天分2次吃，连吃10~30天。

（8）虚弱神衰，久嗽：景天三七（嫩枝）9~14个，嫩母鸡1只。以景天三七纳母鸡腹中，煮熟。食鸡。

（9）白细胞减少症：景天三七鲜草45g，槲蕨15g，虎杖15g，当归22.5g。水煎，一日 1 剂。

（10）疮疖痈肿，黄水疮：景天三七鲜品适量。捣烂外敷。

（11）刀伤，烫伤，毒虫蜇伤：景天三七鲜草。捣烂外敷。

【禁忌】脾胃虚寒者禁服。

【注意事项】部分病人服糖浆剂后见上腹不适和注射剂肌内注射后有局部疼痛。

【参考文献】

［1］李世全.秦岭巴山天然药物志［M］.西安:陕西科学技术出版社,1987 ;741.

［2］陕西省革命委员会卫生局,商业局.陕西中草药［M］.北京:科学出版社,1971 ;712-714.

［3］张贵君.现代中药材商品通鉴［M］.北京:中国中医药出版社,2001 ;2007.

［4］江苏新医学院.中药大辞典:下册［M］.上海:上海科学技术出版社,1977 ;2381-2382.

［5］余传隆.中药辞海:第三卷［M］.北京:中国医药科技出版社,1997 ;868-869.

根茎

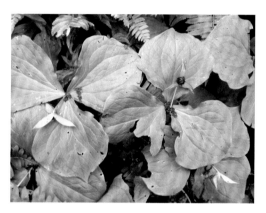 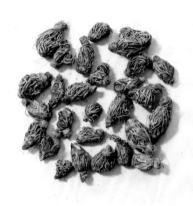

尸儿七（延龄草原植物图和药材图）

【来源】百合科延龄草属植物延龄草 *Trillium tschonoskii* Maxim. 的根茎。

【植物形态】多年生草本，茎丛生于粗短的根状茎上，高 15~50cm。叶菱状圆形或菱形，长 6~15cm，宽 5~15cm，近无柄。花梗长 1~4cm；外轮花被片卵状披针形，绿色，长 1.5~2cm，宽 5~9mm，内轮花被片白色，少有淡紫色，卵状披针形，长 1.5~2.2cm，宽 4~6（~10）mm；花柱长 4~5mm；花药长 3~4mm，短于花丝或与花丝近等长，顶端有稍突出的药隔；子房圆锥状卵形，长 7~9mm，宽 5~7mm。浆果圆球形，直径 1.5~1.8cm，黑紫色，有多数种子。花期 4~6 月，果期 7~8 月。

【生境】生于海拔 1 600~2 000m 的林下、山谷阴湿处、山坡或路旁岩石下。

【采制】秋季采挖，剪去茎叶及根须，除杂，洗净，晒干备用。

【药材性状】根茎圆柱形，肉质肥厚，直径 1~2cm，表面暗褐色，无明显环节，上端有棕色膜质鳞片及残留的茎基，下方有凹陷的根痕；根多数，细柱状，表面有环状横纹。质较坚实，断面不平坦，黄白色，略显粉性。无臭，味微苦，口尝有辛辣不适感。

【性味】性温，味甘、微辛；有小毒。

【临床应用】

（1）神经性头痛，高血压头昏：尸儿七 3~5g。水煎服，或研末同鸡蛋、白糖炖服。

（2）腰痛，劳伤：尸儿七 3g。研末，凉开水冲服；尸儿七 9g，独活 12g，羌活 6g，青木香 2.4g。水煎服。

（3）刀伤出血，局部溃烂：厂儿七适量。研末外敷。

（4）骨折：厂儿七 9g，铁牛七 3g，见血飞根皮 9g，地仙桃 6g，苎麻根及头发炭各少许。共捣烂备用，以头发炭平铺在伤处，上盖纸一层，纸上涂抹已捣好的药；药上再盖一层纸，然后以布包扎，每日换药 1 次。

【禁忌】反枇杷芋、金背枇杷叶及猪油。

【参考文献】

［1］陕西省中医研究所革委会 . 陕西草药［M］. 西安：陕西中医研究所，1970：22.

［2］国家中医药管理局《中华本草》编委会 . 中华本草：第 8 册［M］. 上海：上海科学技术出版社，1999：175.

［3］黄泰康，丁志遵，赵守训，等 . 现代本草纲目［M］. 北京：中国医药科技出版社，2001：975.

［4］南京中医药大学 . 中药大辞典：上册［M］.2 版 . 上海：上海科学技术出版社，2006：1083-1084.

［5］李顺保 . 中药别名速查大辞典［M］. 北京：学苑出版社，1997：240.

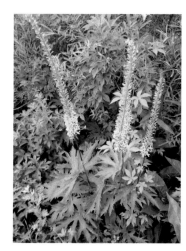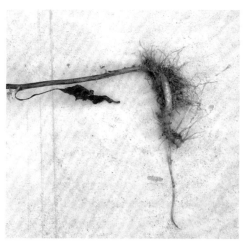

水葫芦七（华蟹甲原植物图）

【来源】菊科华蟹甲属植物华蟹甲 *Sinacalia tangutica*（Maxim.）B.Nord. 的根茎。

【植物形态】多年生草本，根状茎块状，直径 1~1.5cm，具多数纤维状根。茎粗壮，中空，高 50~100cm，基部直径 5~6mm，不分枝，幼时被疏蛛丝状毛，或基部无毛，上部被褐色腺状短柔毛。叶具柄，下部茎叶花期常脱落，中部叶片厚纸质，卵形或卵状心形，长 10~16cm，宽 10~15cm，顶端具小尖，羽状深裂，每边各有侧裂片 3~4，侧裂片近对生，狭至宽长圆形，顶端具小尖，边缘常具数个小尖齿，基部截形或浅心形，上面深绿色，被贴生疏短硬毛，下面浅绿色，至少沿脉被短柔毛及疏蛛丝状毛，具明显羽状脉；叶柄较粗壮，长 3~6cm，基部扩大且半抱茎，被疏短柔毛或近无毛；上部茎叶渐小，具短柄。头状花序小，多数常排成多分枝宽塔状复圆锥状，花序轴及花序梗被黄褐色腺状短柔毛；花序梗细，长 2~3mm，具 2~3 个线形渐尖的小苞片。总苞圆柱状，长 8~10mm，宽 1~1.5mm，总苞片 5，线状长圆形，长约 8mm，宽 1~1.5mm，顶端钝，被微毛，边缘狭干膜质。舌状花 2~3 个，黄色，管部长 4.5mm，舌片长圆状披针形，长 13~14mm，宽 2mm，顶端具 2 小齿，具 4 条脉；管状花 4，稀 7，花冠黄色，长 8~9mm，管部长 2~2.5mm，檐部漏斗状，裂片长圆状卵形，长 1.5mm，顶端渐尖。花药长圆形，长 3.5~3.7mm，基部具短尾，附片长圆状渐尖；花柱分枝弯曲，长 1.5mm，顶端钝，被乳头状微毛。瘦果圆柱形，长约

3mm，无毛，具肋；冠毛糙毛状，白色，长 7~8mm。花期 7~9 月。

【生境】生于海拔 1 200~2 500m 的山谷沟边、林缘和草丛中。

【采制】夏、秋季采挖，洗净晒干或刮去外皮，蒸透晒干备用。

【药材性状】块茎呈长椭圆形或圆形，有的已压扁。长 4~9cm，直径 1.5~2.5cm。表面灰棕色，半透明，未去皮的棕黄色，环节明显，有不规则沟纹及皱纹；并有须根痕。顶端有残留的茎基。质坚硬，不易折断，断面灰白色或黄白色角质样。未加工蒸煮的中央髓部呈隔片状。无臭，味微甜。

【性味】性平，味辛、微苦。

【临床应用】用于多种咳嗽，尤以肺痨、肺燥咳嗽多用。如肺痨、肺燥咳嗽，可用本品 10g、太白贝母 10g、灯台七 6g、丹参 10g，水煎服；风热咳嗽，可以本品 12g、六月寒 10g、透骨消 10g、牛蒡子 6g，水煎服；痰热咳嗽，可与鱼腥草、黄芩等配伍。还可用于寒痰咳嗽，可与大头翁、黄荆子或半夏、细辛等配伍。

【参考文献】

[1] 国家中医药管理局《中华本草》编委会.中华本草:第 7 册[M].上海:上海科学技术出版社,1999：748.

[2] 黄泰康,丁志遵,赵守训,等.现代本草纲目[M].北京:中国医药科技出版社,2001:493.

[3] 陕西省革命委员会卫生局,商业局.陕西中草药[M].北京:科学出版社,1971,344–345.

[4] 李世全.秦岭巴山天然药物志[M].西安:陕西科学技术出版社,1987,43.

[5] 郭增军.陕西七药[M].西安:陕西科学技术出版社,2003:62.

[6] 宝鸡市卫生局.太白山本草志[M].西安:陕西科学技术出版社,1993:344.

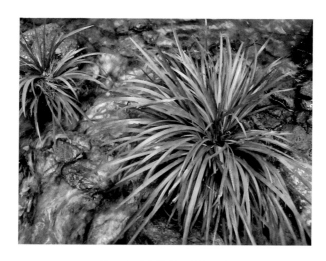

龙爪七（金钱蒲原植物图）

【来源】天南星科菖蒲属植物金钱蒲 *Acorus gramineus* Soland 的根茎。

【植物形态】多年生草本。根茎芳香，粗 2~5mm，外部淡褐色，节间长 3~5mm，根肉质，具多数须根，根茎上部分枝甚密，植株因而成丛生状，分枝常被纤维状宿存叶基。叶无柄，叶片薄，基部两侧膜质叶鞘宽可达 5mm，上延几达叶片中部，渐狭，脱落；叶片暗绿色，线形，长 20~30（50）cm，基部对折，中部以上平展，宽 7~13mm，先端渐狭，无中肋，平行脉多数，稍隆起。花序柄腋生，长 4~15cm，三棱形。叶状佛焰苞长 13~25cm，为肉穗花序长的 2~5 倍或更长，稀近等长；肉穗花序圆柱状，长（2.5）4~6.5（8.5）cm，粗 4~7mm，上部渐尖，直立或稍弯。花白色。成熟果序长 7~8cm，粗可达 1cm。幼果绿色，成熟时黄绿色或黄白色。花果期 2~6 月。

【生境】生于海拔 500~2 600m 的密林下湿地或溪涧旁石上。

【采制】拣去杂质，洗净，稍浸泡，润透，切片，晒干。

【药材性状】根茎呈扁圆柱形，多弯曲，常有分枝，长 3~20cm，直径 0.3~1cm。表面棕褐色或灰棕色，粗糙，有疏密不匀的环节，节间长 0.2~0.8cm，具细纵纹，一面残留须根或圆点状根痕；叶痕呈三角形，左右交互排列，有的其上有毛鳞状的叶基残余。质硬，断面纤维性，类白色或微红色，内皮层环明显，可见多数维管束小点及棕色油细胞。气芳香，味苦、微辛。

【性味】性温，味辛、苦。

【临床应用】

（1）癫痫：龙爪七（去毛焙干）。以木臼杵为细末，不可犯铁器，以黑獭猪心以竹刀劈开，砂罐煮汤送下，每日空腹服 6~9g。

（2）中热不省：龙爪七适量。捣绞取汁，微温 125ml，灌之。

（3）痰迷心窍：龙爪七与生姜等量。共捣汁灌下。

（4）卒死尸厥：干龙爪七适量。捣碎。以一枣核大，着其舌下。

（5）哑惊风：龙爪七捣汁，和雪梨汁同饮。

（6）诸食积、气积、血积、臌胀之类：龙爪七 240g（锉），斑蝥 120g（去翅足，二味同炒焦黄色，拣去斑蝥不用）。上用粗布袋盛起，两人牵掣去尽斑蝥屑，将菖蒲为细末，做丸如梧桐子大，每服 30~50 丸，温酒或白汤送下。

（7）妇人脾血积气及心腹疼：龙爪七（九节者）180g，吴茱萸（炮）120g，香附子（炒，去毛）120g。上三味并锉细，以酽醋 5 000ml 煮干为度，焙干为细末，以好神曲打糊为丸如梧桐子大，空心食前以淡姜汤送下 40~50 丸，日三服。

（8）水谷痢及冷气，腹肚虚鸣：龙爪七 90g，干姜 45g（炮裂，锉）。上药捣罗为末，用粳米饭和丸，如梧桐子大，每于食前以粥饮下 30 丸。

（9）耳聋：龙爪七根 3cm，巴豆 1 粒（去皮心）。二物合捣，筛，分作七丸，绵裹，卧即塞，夜易之。

（10）喉痹肿痛：龙爪七适量。捣汁，烧铁秤锤淬酒一杯饮之。

（11）小便一日一夜数十：龙爪七与黄连等份。治筛，泡酒服。

（12）赤白带下：龙爪七与补骨脂等份。炒为末，每服 6g，更以龙爪七浸酒调服，日一服。

（13）痈肿发背：生龙爪七适量。捣贴，若疮干，捣末，以水调涂之。

（14）阴汗湿痒：龙爪七与蛇床子等份。为末。日搽二三次。

（15）解大戟毒：龙爪七 30g。上一味，捣罗为散。每服 6g，温汤调下。

（16）诸般赤眼，攀睛云翳：龙爪七自然汁，文武火熬作膏，日点之。

（17）寒湿瘀滞所致手足不得伸屈：龙爪七根适量。煎水熏洗，并作汤浴。

（18）风虫牙痛：龙爪七抵牙痛处咬定，或塞缝亦可。

（19）产后下血不止：龙爪七 150g（锉）。上一味，以清酒 500ml，煮取 200ml，分二服。

（20）健忘：远志 1.2g，人参 1.2g，茯苓 60g，龙爪七 30g。水煎服。

【注意事项】阴虚阳亢、汗多、精滑者慎服。

【参考文献】

［1］江苏新医学院.中药大辞典:上册［M］.上海:上海科学技术出版社,1977 :612-613.

［2］李世全.秦岭巴山天然药物志［M］.西安:陕西科学技术出版社,1987 :208.

［3］中国医学科学院陕西分院中医研究所.陕西中药志［M］.西安:陕西人民出版社,1962 :262.

［4］黄泰康,丁志遵,赵守训,等.现代本草纲目［M］.北京:中国医药科技出版社,2001 :703-704.

［5］贾鹏.石菖蒲应用述要［J］.四川中医,2002,20(10):17-19.

［6］余传隆.中药辞海:第一卷［M］.北京:中国医药科技出版社,1993 :612-613.

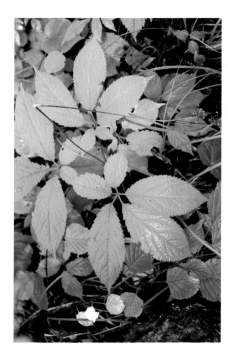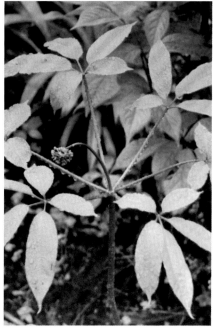

竹节七（竹节参原植物图）

【来源】五加科人参属植物竹节参 *Panax japonicus* T.Nees C.A.Mey. 的根茎。

【植物形态】多年生草本，高约60cm。根茎横卧，呈竹鞭状或串珠状，肉质肥厚，白色，节间短。茎直立，圆柱形，表面无毛，有纵条纹。掌状复叶，3~5枚轮生于茎端；叶柄细柔，长4~9cm；小叶通常5片，薄膜质，阔椭圆形、椭圆形、椭圆状卵形至倒卵状椭圆形，长5~15cm，宽2~5.5cm，最下2片形小，先端渐尖，稀长尖，基部楔形、圆形或近心形，边缘锯齿细密或呈重锯齿状；上面叶脉无毛或疏生灰白色刚毛，下面无毛或有时脉上密生柔毛；小叶柄极短。伞形花序单一、顶生；总花梗直立，长约15cm，小花多数，具细柄；花萼绿色，先端5齿尖；花瓣5，淡黄绿色，卵状三角形，先端尖；雄蕊5，花丝背着，花药椭圆形，纵裂；子房下位，2室，花柱2枚，离生，外弯。核果浆果状，球形，熟时红色。种子2~5，白色，三角状长卵形。花期5~6月，果期7~9月。

【生境】生于海拔 1 100~1 900m 的山坡、沟边或林下。

【采制】8~9 月挖取根茎，除去须根，洗净泥土，晒干或炕干。

【药材性状】干燥的根茎呈竹鞭状，结节膨大，节间较短，每节有一浅槽成环形，上方有一圆形而微凹的茎痕，侧面有凸起呈圆点状的根痕 1~3 枚，或残存弯曲的须根。表面淡黄白色至灰褐色，平滑或有皱纹。质地坚硬。折断面平坦，粉白色至乳白色。味苦、微甜。以细长、结实、体沉重、味浓者为佳。

【性味】性温，味甘、微苦。

【临床应用】

（1）骨折红肿，疮疖，喉炎，扁桃体炎，肝硬化腹水，肾性水肿：竹节七 3~6g。水煎服。骨折红肿，疮疖，亦可同时用鲜品捣烂外敷。

（2）风湿骨痛，跌打损伤，腰痛，腹痛：竹节七 3~6g。水煎服。

（3）全身筋骨疼痛：竹节七 30g，细辛 3g。水煎兑酒喝。

（4）虚痨：竹节七 9g，党参 9g，当归 6g。水煎服。

（5）吐血，血痢，便血，血崩及产后出血过多等症：竹节七 9g。水煎服。

【禁忌】孕妇忌服。

【注意事项】无虚无瘀者不宜。

【参考文献】

［1］郭增军.陕西七药［M］.西安:陕西科学技术出版社,2003 :139.

［2］李世全.秦岭巴山天然药物志［M］.西安:陕西科学技术出版社,1987 :217.

［3］蔡永敏.中药药名辞典［M］.北京:中国中医药出版社,1996 :133.

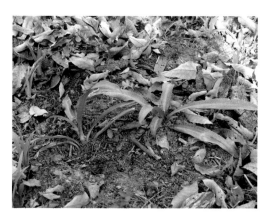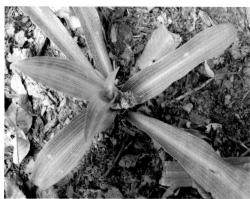

竹根七（开口箭原植物图）

【来源】百合科开口箭属植物开口箭 *Campylandra Chinensis*（Baker）M.N. Tamara et al. 的根茎。

【植物形态】多年生常绿草本。根状茎长圆柱形，直径 1~1.5cm，多节，绿色至黄色。叶基生，4~8（~12）枚，近革质或纸质，倒披针形、条状披针形、条形或矩圆状披针形，长 15~65cm，宽 1.5~9.5cm，先端渐尖，基部渐狭；鞘叶 2 枚，披针形或矩圆形，长 2.5~10cm。穗状花序直立，少有弯曲，密生多花，长 2.5~9cm；总花梗短，长 1~6cm；苞片绿色，卵状披针形至披针形，除每花有一枚苞片外，另有几枚无花的苞片在花序顶端聚生成丛；花短钟状，长 5~7mm；花被筒长 2~2.5mm；裂片卵形，先端渐尖，长 3~5mm，宽约 2~4mm，肉质，黄色或黄绿色；花丝基部扩大，其扩大部分有的贴生于花被片上，有的加厚，肉质，边缘不贴生于花被片上，有的彼此连合，花丝上部分离，长 1~2mm，内弯，花药卵形；子房近球形，直径 2.5mm，花柱不明显，柱头钝三棱形，顶端 3 裂。浆果球形，熟时紫红色，直径 8~10mm。花期 4~6 月，果期 9~11 月。

【生境】生于海拔 900~1 400m 的深谷林下近流水处。

【采制】全年可采，除去须根及叶，取根茎晒干。

【药材性状】根茎扁圆柱形，略扭曲，长 10~15cm，直径约 1cm，节明显，略膨大，节处有芽及膜质鳞片状叶，节间短。表面黄棕色或黄绿色，有皱纹。断面淡黄白色，细颗粒状。气无，味苦涩。

【性味】性寒，味甘、微苦；有毒。

【临床应用】

（1）骨蒸劳热，腰腿疼痛：竹根七 15g，长春七 15g，朱砂七 15g，牛膝 9g，木瓜 9g，芋儿七 6g，伸筋草 6g，夏枯草 30g，白酒 500ml。酒服。一次一酒盅。

（2）虚劳咳嗽：竹根七适量。炖猪心肺服。

（3）蛇犬伤：竹根七鲜根茎或叶捣敷。

（4）咽痛：竹根七 6g。水煎服。

（5）烧伤，烫伤：竹根七与地榆等份研末，用油调搽。

【禁忌】孕妇忌服。

【注意事项】本品有毒，应严格控制剂量，中毒时有头晕、眩晕、恶心、呕吐等症状。

【参考文献】

［1］郭增军.陕西七药［M］.西安:陕西科学技术出版社,2003 :142.

［2］李世全.秦岭巴山天然药物志［M］.西安:陕西科学技术出版社,1987 :218.

［3］蔡永敏.中药药名辞典［M］.北京:中国中医药出版社,1996 :134.

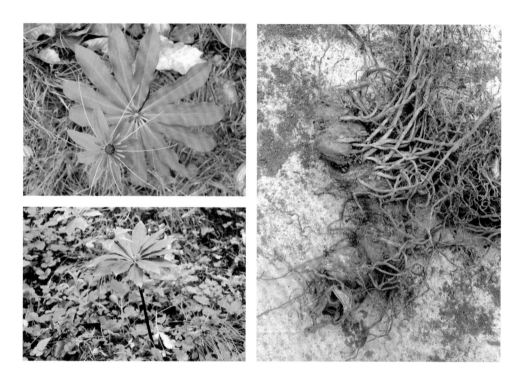

灯台七（七叶一枝花原植物图）

【来源】百合科重楼属植物七叶一枝花 *Paris polyphylla* Sm. 的根茎。

【植物形态】植株高 35~100cm，无毛；根状茎粗厚，直径达 1~2.5cm，外面棕褐色，密生多数环节和许多须根。茎通常带紫红色，直径（0.8~）1~1.5cm，基部有灰白色干膜质的鞘 1~3 枚。叶（5~）7~10 枚，矩圆形、椭圆形或倒卵状披针形，长 7~15cm，宽 2.5~5cm，先端短尖或渐尖，基部圆形或宽楔形；叶柄明显，长 2~6cm，带紫红色。花梗长 5~16（30）cm；外轮花被片绿色，（3~）4~6 枚，狭卵状披针形，长（3~）4.5~7cm；内轮花被片狭条形，通常比外轮长；雄蕊 8~12 枚，花药短，长 5~8mm，与花丝近等长或稍长，药隔突出部分长 0.5~1（~2）mm；子房近球形，具棱，顶端具一盘状花柱基，花柱粗短，具（4~）5 分枝。蒴果紫色，直径 1.5~2.5cm，3~6 瓣裂开。种子多数，具鲜红色多浆汁的外种皮。花期 4~7 月，果期 8~11 月。

【生境】生于海拔 1 200~2 800m 的沟谷林荫下。

【采制】秋季可采，但以秋季采者为好。挖去根茎，洗净，削去须根，晒干或烘干。

【药材性状】干燥根茎呈圆柱形，稍扁，略弯曲，长 5~10cm，直径约 3mm，表面棕黄色，具纵皱纹，有节，节上残留膜状鳞叶、须根或根痕。质坚脆，易折断，断面较平坦，白色至淡黄色，显粉性。气无，味微甘而后麻。

【性味】性微寒，味苦；有小毒。

【临床应用】

（1）带状疱疹：灯台七与朱砂根适量。共研末，加雄黄少许，白酒调涂患处。

（2）风毒暴肿：灯台七 50g，木鳖子（去壳）50g，半夏 50g。上药捣细罗为散，以酽醋调涂之；凡是热肿，熁之。

（3）妇人奶结，乳汁不通，或小儿吹乳：灯台七 15g。水煎服。

（4）耳内生疮热痛：灯台七适量。醋磨涂患处。

（5）喉痹：灯台七 1g。研粉吞服。

（6）小儿胎风，手足搐搦：灯台七为末。每服 2.5g，冷水下。

（7）慢惊：瓜蒌根 10g，灯台七 5g。上用慢火炒焦黄色，研匀。每服一匙，煎麝香，薄荷汤调下，无时。

（8）肺痨久咳及哮喘：灯台七 25g。加水适量，同鸡肉或猪肺煲服。

（9）新旧跌打内伤，止痛散瘀：灯台七适量。童便浸四五十天，洗净晒干研末。每服 1.5g，酒或开水送下。

（10）脱肛：灯台七适量。用醋磨汁。外涂患部后，用纱布压送复位，一日可涂 2~3 次。

（11）蛇咬伤：灯台七 10g。研末开水送服，一日 2~3 次；另以灯台七鲜根捣烂，或加甜酒酿捣烂敷患处。

（12）退烧：灯台七地下茎晒干后，切一小薄片（1~2g）。切碎成末，和糖服下，退烧很快。

（13）无名肿毒：灯台七 9g，蒲公英 30g。水煎服。亦用于流行性腮腺炎、乳腺炎及疔疮。

（14）小儿惊痫：灯台七适量。研为细末，一次 0.6~15g（视年龄而定），冷开水调服。

（15）神经性皮炎：灯台七适量。研为细末，以香油调和，外敷患处。糜烂者可用干粉直接撒布，一般治疗 2~3 日。有止痒、消退皮损作用。

（16）子宫颈糜烂：灯台七适量。研细末调甘油搽局部。一日 2~3 次。

（17）流行性腮腺炎：灯台七适量。磨醋外擦，一日 4~5 次，另水煎服，一日 3 次。

（18）疖肿：鲜灯台七与鱼腥草等量。捣烂外敷患处，一日 1 次。

（19）腹部痉挛性疼痛，腹部手术后局部疼痛：灯台七 25g。水煎服或研末冲服，一次 5g。

（20）流行性乙型脑炎：①灯台七 15g。用冷开水磨汁为一日量，分 3~4 次服。3 日为一疗程。②灯台七 15g，白马骨全株 75g，鲜鸭跖草 400g。加水 2L，煎至 1L 为一日量。每隔 3 小时服 1 次，一次 125ml。3~4 天为一个疗程。

（21）慢性支气管炎：灯台七适量。将灯台七根茎去皮，研末，压片或装胶囊，一次

3g，一日2次，饭后服。10天为一疗程，停药3天，再服第二个疗程。共服三个疗程。

（22）红丝疔：灯台七60g。水煎2次，分2次服。小儿酌减。另在红丝疔尽头处，消毒后用三棱针刺放血少许，用消毒敷料覆盖。

（23）子宫出血：灯台七适量。研细末，装胶囊，一次1g，一日3次。严重时可服2g，一日4次。

（24）皮炎（含毛虫皮炎、蜂蜇皮炎、神经性皮炎）：灯台七20g，75%酒精100ml。将灯台七切片，泡于酒精内备用。遇有虫咬皮炎时，用棉签蘸酒精外涂。治神经性皮炎，则用细末调香油涂患处。

（25）痈疽，疔疮，腮腺炎：灯台七9g，蒲公英30g。水煎服，一日1剂。另用灯台七30g，天花粉30g，天仙子15g。研细末，开水调稠，敷患处。

【禁忌】虚寒证、无实火热毒、阴证外疡及孕妇禁服。

【注意事项】本品为苦泄之品，不可多服。过量往往出现恶心、呕吐、头痛、痉挛等。

【参考文献】

［1］《全国中草药汇编》编写组．全国中草药汇编：上册［M］．北京：人民卫生出版社，1975：4.
［2］郭增军．陕西七药［M］．西安：陕西科学技术出版社，2003：159.

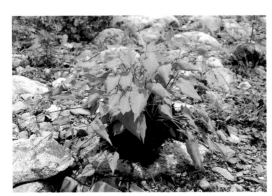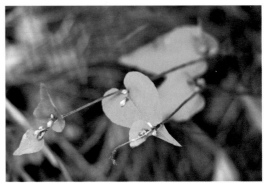

红三七（支柱蓼原植物图）

【来源】蓼科蓼属植物支柱蓼 *Polygonum suffultum* Maxim. 的根茎。

【植物形态】多年生草本。根状茎粗壮，通常呈念珠状，黑褐色，茎直立或斜上，细弱，上部分枝或不分枝，通常数条自根状茎发，高 10~40cm，基生叶卵形或长卵形，长 5~12cm，宽 3~6cm，顶端渐尖或急尖，基部心形，全缘，疏生短缘毛，两面无毛或疏生短柔毛，叶柄长 4~15cm；茎生叶卵形，较小具短柄，最上部的叶无柄，抱茎；托叶鞘膜质，筒状，褐色，长 2~4cm，顶端偏斜，开裂，无缘毛。总状花序呈穗状，紧密，顶生或腋生，长 1~2cm；苞片膜质，长卵形，顶端渐尖，长约 3mm，每苞内具 2~4 花；花梗细弱，长 2~2.5mm，比苞片短；花被 5 深裂，白色或淡红色，花被片倒卵形或椭圆形，长 3~3.5mm；雄蕊 8，比花被长；花柱 3，基部合生，柱头头状。瘦果宽椭圆形，具 3 锐棱，长 3.5~4mm，黄褐色，有光泽，稍长于宿存花被。花期 6~7 月，果期 7~10 月。

【生境】生于海拔 1 200~2 700m 的山坡路旁、林下湿地及沟边。

【采制】秋季采挖其根茎。

【药材性状】根茎呈结节状，平直或稍弯曲，长 2~9cm，直径 0.5~2cm。表面紫褐色或棕褐色，有 6~10 节，每节呈扁球形，外被残存叶基，并有残留细根及点状根痕。有时两节之间明显变细延长，习称过江枝。质硬，易折断，折断面近圆形，浅粉红色或灰黄色，近边缘处有 12~30 个黄白色维管束，排成断续的环状。气微，味涩。

【性味】性凉，味苦、涩。

【临床应用】

（1）跌打损伤：红三七适量。研粉，晚饭前以酒送服。

（2）白带：红三七 6g。研细末，分装两个鸡蛋内，放文火中烧熟，早晚空腹各吃一个。

（3）肺痨咯血：红三七 12g，土马鬃 6g，石耳子 9g。水煎服。

（4）湿疹：鲜红三七全草 30~60g。水煎服。

（5）红白痢疾：红三七 6g。水煎，加红、白糖服。或红三七 6g，盘龙七 6g，朱砂七 9g，熟车前子 15g。水煎服。

【参考文献】

［1］南京中医药大学.中药大辞典[M].2 版.上海:上海科学技术出版社,2006 :1383.

［2］张志英.陕西中药名录[M].西安:陕西科学技术出版社,1989 :112.

［3］陕西省革命委员会卫生局,商业局.陕西中草药[M].北京:科学出版社,1971 :710–712.

［4］宝鸡市卫生局.太白山本草志[M].西安:陕西科学技术出版社,1993 :365.

［5］李世全.秦岭巴山天然药物志[M].西安:陕西科学技术出版社,1987 :222.

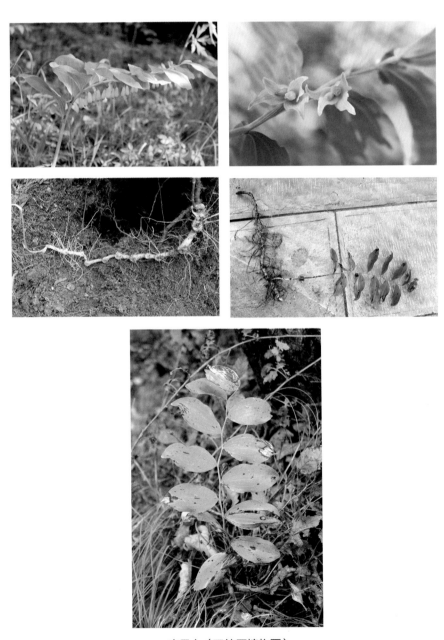

走马七（玉竹原植物图）

【来源】百合科黄精属植物玉竹 *Polygonatum odoratum* （Mill.）Druce 的根茎。

【植物形态】多年生草本。根状茎圆柱形，直径 5~14mm。茎高 20~50cm，具 7~12 叶。叶互生，椭圆形至卵状矩圆形，长 5~12cm，宽 3~16cm，先端尖，下面带灰白色，下面脉上平滑至呈乳头状粗糙。花序具 1~4 花（在栽培情况下，可多至 8 朵），总花梗（单花时为花梗）长 1~1.5cm，无苞片或有条状披针形苞片；花被黄绿色至白色，全长 13~20mm，花被筒较直，裂片长约 3~4mm；花丝丝状，近平滑至具乳头状凸起，花药长约 4mm；子房长 3~4mm，花柱长 10~14mm。浆果蓝黑色，直径 7~10mm，具 7~9 颗种子。花期 5~6 月，果期 7~9 月。

【生境】生于海拔 500~3 000m 的林下或山野阴坡。

【采制】栽种 3~4 年后于 8~9 月收获，割去茎叶，挖取根茎，抖去泥砂，晒或炕到发软时，边搓揉边晒，反复数次，至柔软光滑、无硬心、色黄白时，晒干。有的产区则将鲜玉竹蒸透，边晒边搓，揉至软而透明时，晒干或鲜用。

【药材性状】根茎呈长圆柱形，略扁，少有分枝，长 4~18cm，直径 0.3~1.6cm，表面黄白色或淡黄棕色，半透明，具纵皱纹及微隆起的环节，有白色圆点状的须根痕和圆盘状茎痕。质硬而脆或稍软，易折断，断面角质样或显颗粒性。气微，味甘，嚼之发黏。

【性味】性平，味甘。

【临床应用】

（1）肺热咳嗽：走马七 12g，杏仁 9g，石膏 9g，麦冬 9g，甘草 6g。水煎服。

（2）虚咳：①走马七 15~30g。与猪肉同煮服；②走马七 12g，百合 9g。水煎服。

（3）肺结核咳血：走马七 9g，大黄炭 3g，地骨皮炭 12g，白及 12g。水煎服。

（4）发热口干，小便涩：走马七 15~30g。煮汁饮之。

（5）胃热口干，便秘：走马七 15g，麦冬 9g，沙参 9g，生石膏 15g。水煎服。

（6）秋燥伤胃阴：走马七 9g，麦冬 9g，沙参 6g，生甘草 3g。水五杯，煮取二杯。分两次服。

（7）糖尿病：走马七 500g，生地 500g，枸杞 500g。加水 7.5kg，熬成膏。每服 1 匙。一日 3 次。

（8）阴虚之感冒风温及冬温咳嗽，咽干痰结：生走马七 6~9g，生葱白 2~3 枚，桔梗 3~4.5g，白薇 1.5~3g，淡豆豉 9~12g，薄荷 3~4.5g，炙甘草 1.5g，红枣两枚。煎服。

（9）男妇虚证，肢体酸软，自汗，盗汗：走马七 1.5g，丹参 10.5g。水煎服。

（10）梦遗，滑精：走马七 9g，莲须 9g，金樱子 9g，五味子 6g。煎服。

（11）小便淋涩痛：芭蕉根 120g（切），走马七 30g（锉）。上药以水 250ml，煎至 200ml，去滓，入滑石末 9g，搅匀。食前分为三服，服之。

（12）白喉性心肌炎及末梢神经麻痹：走马七 9g，麦冬 9g，百合 9g，石斛 9g。水煎服。

（13）湿温伤人，久久不已，发热身痛：走马七 30g，茯苓 9g。水煎服。

（14）伤寒数日，余热不解，时发寒热：走马七 30g，柴胡（去苗）30g，羚羊角（镑）30g，石膏（碎）15g。上四味，粗捣筛，水 200ml，煎至 100ml，去滓，不计时温服。

（15）中风暴热，四肢拘挛，不能转动：走马七 30g，黄芪 15g，当归 15g，胆南星 9g，天麻 9g。水煎服。

（16）嗜睡：走马七 25g，木通 10g。水煎服。

（17）眼见黑花，赤痛昏暗：走马七（焙）12g。为粗末，水 150ml，入薄荷二叶，生姜一片，蜜少许，同煎至 100ml，去部分滓，食后临卧服。

（18）赤眼涩痛：走马七、当归、赤芍药、黄连等份。煎汤熏洗。

（19）跌打损伤：①走马七根 15g。泡酒服。②鲜走马七根捣烂外敷。

【禁忌】痰湿气滞者禁服。

【注意事项】脾虚便溏者慎服；阴虚有热宜生用，热不甚者宜制用。

【参考文献】

［1］李世全.秦岭巴山天然药物志［M］.西安:陕西科学技术出版社,1987:207.

［2］张贵君.现代中药材商品通鉴［M］.北京:中国中医药出版社,2001:1005.

［3］陕西省革命委员会卫生局,商业局.陕西中草药［M］.北京:科学出版社,1971:894-896.

［4］江苏新医学院.中药大辞典:下册［M］.上海:上海科学技术出版社,1977:551-553.

［5］《华山药物志》编辑委员会.华山药物志［M］.西安:陕西科学技术出版社,1985:115.

［6］余传隆.中药辞海:第一卷［M］.北京:中国医药科技出版社,1993:1331-1333.

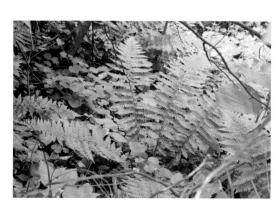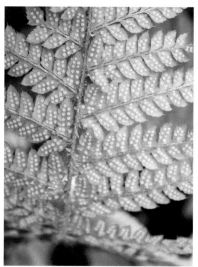

花叶狗牙七（华北鳞毛蕨原植物图）

【来源】鳞毛蕨科鳞毛蕨属植物华北鳞毛蕨 *Dryopteris goeringiana*（Kunze）koidz. 的根茎。

【植物形态】多年生草本，高 40~80cm。根茎横卧，有阔披针形的棕色鳞片。叶簇生，卵状矩圆形，草质，长 25~45cm，宽 10~25cm，幼时下端有鳞毛，老时光滑，三回羽裂；羽状阔披针形，中部以下的长 10~20cm，中部宽 3~7cm，向基部略变狭；小羽片稍远离，基部不对称，基部下侧　片缩短，边缘深羽裂，裂片顶端有 2~3 个尖锯齿；叶柄长 15~35cm，禾秆色，基部以上光滑。孢子囊群大，囊群盖圆肾形，生于叶下面的小脉上。

【生境】生于海拔 1 200~2 200m 的山坡、沟谷、灌木丛中。

【采制】6~9 月均可采收，挖出后除去叶及须根，洗净，晒干。

【药材性状】根茎呈长圆柱形，略扁，长 8~12cm，直径 0.8~1cm，表面棕褐色，略有黑色粗毛。可见叶柄残基，扁圆柱形，背面有纵棱，腹面平坦，横断面黄白色，维管束呈圆点状，数个排列成一环，根茎下部丛生多数须根。质硬，味微苦涩。

【性味】性平，味涩、微苦。

【临床应用】

（1）脊椎疼痛：花叶狗牙七 30g，窝儿七 6~10g。水煎服，醪糟煎服更佳。

（2）高血压头晕：花叶狗牙七 30g，太白茶 30g。水煎服。

【禁忌】阴虚有热及脾胃虚寒者忌用。

【注意事项】孕妇慎用。

【参考文献】

［1］张民庆,龚惠民.抗肿瘤中药的临床应用［M］.北京:人民卫生出版社,1998:390.

［2］江苏省植物研究所.新华本草纲目:第二册［M］.上海:上海科学技术出版社,1990:12.

［3］阴健.中药现代研究与临床应用:Ⅲ［M］.北京:中医古籍出版社,1997:182.

［4］陈绍治.狗脊的炮制［J］.中药通报,1987(6):29.

［5］郭国华.临床中药辞典［M］.长沙:湖南科学技术出版社,1994:385.

［6］宝鸡市卫生局.太白山本草志［M］.西安:陕西科学技术出版社,1993:371.

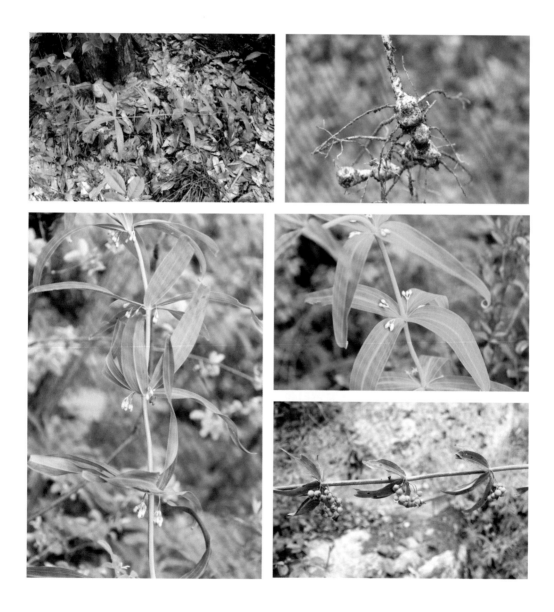

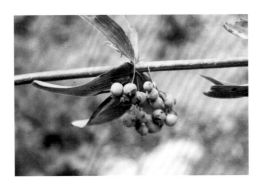

鸡头七（黄精原植物图）

【来源】百合科黄精属植物黄精 *Polygonatum sibiricum* Delar. ex Redoute 的根茎。

【植物形态】多年生草本，根状茎圆柱状，由于结节膨大，因此节间一头粗、一头细，在粗的一头有短分枝（《中药志》称这种根状茎类型所制成的药材为鸡头黄精），直径 1~2cm。茎高 50~90cm，或可达 1m 以上，有时呈攀缘状。叶轮生，每轮 4~6 枚，条状披针形，长 8~15cm，宽（4~）6~16mm，先端拳卷或弯曲成钩。花序通常具 2~4 朵花，似成伞形状，总花梗长 1~2cm，花梗长（2.5~）4~10mm，俯垂；苞片位于花梗基部，膜质，钻形或条状披针形，长 3~5mm，具 1 脉；花被乳白色至淡黄色，全长 9~12mm，花被筒中部稍缢缩，裂片长约 4mm；花丝长 0.5~1mm，花药长 2~3mm；子房长约 3mm，花柱长 5~7mm。浆果直径 7~10mm，黑色，具 4~7 颗种子。花期 5~6 月，果期 8~9 月。

【生境】生于海拔 800~2 800m 的山林下、灌木丛或山坡的半阴处。

【采制】8~10 月挖起根茎，去掉茎秆，洗净泥沙，除去须根和烂疤，蒸到透心后，晒干或烘干。

【药材性状】根茎结节状。一端粗，类圆盘状，一端渐细，圆柱状，全形略似鸡头，长 2.5~11cm，粗端直径 1~2cm，常有短分枝，上面茎痕明显，圆形，微凹，直径 2~3mm，周围隐约可见环节；细端长 2.5~4cm，直径 5~10mm，环节明显，节间距离 5~15mm，有较多须根或须根痕，直径约 1mm，表面黄棕色，有的半透明，具皱纹；圆柱形处有纵行纹理。质硬脆或稍柔韧，易折断，断面黄白色，颗粒状，有众多黄棕色维管束小点。气微，味微甜。

【性味】性平，味甘。

【临床应用】

（1）肺结核：鸡头七 15g，夏枯草 15g，北沙参 9g，百合 9g，百部 12g。水煎服。

（2）久咳不愈：鸡头七 9g，独秧七 9g。煨水服。

（3）肺燥咳嗽：鸡头七 15g，北沙参 15g，杏仁 9g，桑叶 9g，麦冬 9g，生甘草 6g。水煎服。

（4）脾胃虚弱体倦乏力：①鸡头七 50g，党参 50g，淮山药 50g。炖鸡食。②鸡头七 20g，当归 20g。水煎服。

（5）慢性肝炎，疲乏无力，腹胀不适，胃口不好，尿量减少，汗多口干：丹参 30g，鸡头七 25g，糯稻根须 25g。水煎服。

（6）消渴：鸡头七 15g，山药 15g，天花粉 15g，生地黄 15g。水煎服。

（7）助气固精、保镇丹田：鸡头七（去皮）1 000g，枸杞子 1 000g。洗净鸡头七，控干细锉，与枸杞子相和，杵碎拌匀，阴干，捣罗为细末，炼蜜为丸，梧桐子大，每服三五十丸，空心食前温酒下。

（8）壮筋骨，益精髓，变白发：鸡头七 2kg，苍术 2kg，枸杞根 2.5kg，侧柏叶 2.5kg，天冬 1.5kg。煮汁 60L，红曲 5kg，糯米 60kg。如常酿酒饮。

（9）肾虚腰痛：鸡头七 250g，黑豆 60g。煮食。

（10）小儿五迟，五软：鸡头七 1 000g，煨红枣 120~180g。焙干研末，炼蜜为丸，黄豆大。一次 6g，一日 3 次，开水调服。

（11）病后体虚，面黄肌瘦，疲乏无力：鸡头七 12g，党参 9g，当归 9g，枸杞子 9g。水煎服。

（12）神经衰弱，失眠：鸡头七 15g，野蔷薇果 9g，生甘草 6g。水煎服。

（13）白细胞减少症：制鸡头七 30g，黄芪 15g，炙甘草 6g，淡附片 4.5g，肉桂 4.5g。水煎。

（14）阴血不足，大便秘结：鸡头七 15g，火麻仁 15g，玄参 15g，当归 9g，肉苁蓉 9g，熟地 12g。水煎服。

（15）足癣，体癣：鸡头七 30g，丁香 10g，百部 10g。煎水外洗。

（16）神经性皮炎：鸡头七适量。切片，九蒸九晒。早晚嚼服，一次 15~30g。

（17）风寒湿痹，手足拘挛：鸡头七 15g，竹叶七 15g。煎水洗。

（18）跌打劳伤：鸡头七 60g。泡酒服。

（19）骨折：鸡头七与观音草等量。拌酒捣绒，先将骨折复位，再包上药，后上杉木皮夹板，每日换药 1 次。

（20）九子疡或毒疮：鸡头七适量。捣绒包患处。

【禁忌】中寒泄泻，痰湿痞满气滞者禁服。

【参考文献】

［1］中国医学科学院陕西分院中医研究所.陕西中药志［M］.西安:陕西人民出版社,1962 :248.

［2］张贵君.现代中药材商品通鉴［M］.北京:中国中医药出版社,2001 :1046.

［3］南京中医药大学.中药大辞典:下册［M］.2 版.上海:上海科学技术出版社,2006 :750.

［4］肖培根.新编中药志:第一卷［M］.北京:化学工业出版社,2002 :902–910.

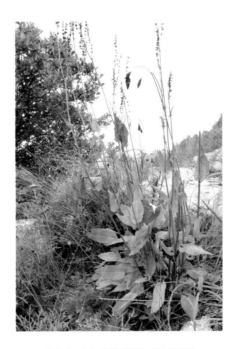

鸡血七（中华抱茎蓼原植物图）

【来源】蓼科蓼属植物中华抱茎蓼 *Polygonum amplexicaule* D. Don. var. *sinense* Forb. et Hemsl. ex Stew. 的根茎。

【植物形态】多年生草本。根状茎粗壮，横走，紫褐色，长可达 15cm。茎直立，粗壮，分枝，高 20~60cm，通常数朵。基生叶卵形，长 4~10cm，宽 2~5cm，顶端长渐尖，基部心形，边缘脉端微增厚，稍外卷，上面绿色，无毛，下面淡绿色，有时沿叶脉具短柔毛，叶柄比叶片长或近等长；茎生叶长卵形，较小具短柄，上部叶近无柄或抱茎；托叶鞘筒状，膜质，褐色，长 2~4cm，开裂至基部，无缘毛。总状花序呈穗状，稀疏，花被片狭椭圆形，长 3~4mm，宽 1.5~2mm；苞片卵圆形，膜质，褐色，具 2~3 花；花梗细弱，比苞片长；花被深红色，5 深裂，花被片椭圆形，长 4~5mm，宽 2~2.5mm；雄蕊 8；花柱 3，离生，柱头头状。瘦果椭圆形，两端尖，黑褐色，有光泽，长 4~5mm，稍凸出花被之外。花期 8~9 月，果期 9~10 月。

【生境】生于海拔 1 000~1 400m 的阴湿、水边沙地、林下或草丛中。

【采制】秋季采挖，洗净，去粗皮，鲜用或晒干。

【药材性状】根茎圆柱形或呈连珠状，长 10~20cm，直径 0.6~1cm。表面紫褐色，密被残留的膜质鳞叶和稍硬的须根，形似蜈蚣。质硬而脆。断面淡紫红色，颗粒状，略呈粉性。气微，味苦涩。

【性味】性平，味酸、苦；有毒。

【临床应用】

（1）心跳心慌：鸡血七根 30g。开水泡，当茶饮。

（2）头晕目眩：鸡血七 10~15g，藁本 10~15g，川芎 10~15g。水煎服。

（3）跌打损伤肿痛：鲜鸡血七 30~45g，配大血藤、千锤打、红白二丸、大救驾等水煎或浸酒内服。

（4）骨折：鲜鸡血七根适量。切碎，捣极烂，酌加甜酒或红砂糖捣和，敷于患处，夹板固定。

（5）痢疾，胃肠炎及十二指肠溃疡疼痛：鸡血七 30g。水煎。糖调服。

（6）痛经，产后瘀血痛：鸡血七 30g，甜酒 30ml。水煎。加红糖服。

（7）月经不调及痛经：鸡血七 250g。切细，鸡、猪蹄加黄酒炖烂，去渣服食。每行经时服 1~3 次。

（8）淋巴结核：鲜鸡血七 30~45g，玄参 9~12g，芫花根 3g。水煎，并以鸡蛋 2 个同煮服。

（9）腰痛：鲜鸡血七 30~45g。水、酒各半煎服。

【禁忌】反鸡冠花、钩藤。

【参考文献】

［1］南京中医药大学．中药大辞典［M］.2 版．上海：上海科学技术出版社，2006：1687.

［2］郭增军．陕西七药［M］．西安：陕西科学技术出版社，2003：184.

［3］李世全．秦岭巴山天然药物志［M］．西安：陕西科学技术出版社，1987：86.

［4］蔡永敏．中药药名辞典［M］．北京：中国中医药出版社，1996：182.

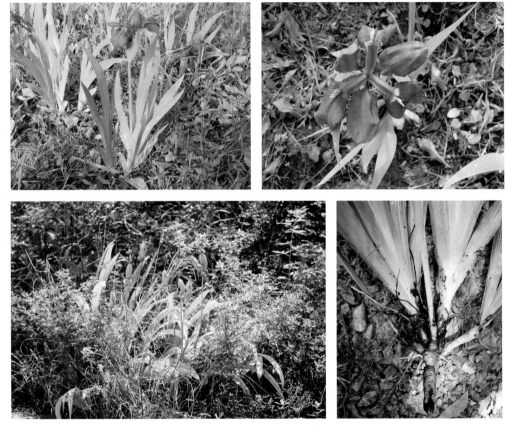

青蛙七（鸢尾原植物图）

【来源】鸢尾科鸢尾属植物鸢尾 *Iris tectorum* Maxim. 的根茎。

【植物形态】多年生草本，植株基部围有老叶残留的膜质叶鞘及纤维。根状茎粗壮，二歧分枝，直径约 1cm，斜伸；须根较细而短。叶基生，黄绿色，稍弯曲，中部略宽，宽剑形，长 15~50cm，宽 1.5~3.5cm，顶端渐尖或短渐尖，基部鞘状，有数条不明显的纵脉。花茎光滑，高 20~40cm，顶部常有 1~2 个短侧枝，中、下部有 1~2 枚茎生叶；苞片 2~3 枚，绿色，草质，边缘膜质；花蓝紫色，直径约 10cm；花梗甚短；花被管细长，长约 3cm，上端膨大成喇叭形，外花被裂片圆形或宽卵形，长 5~6cm，宽约 4cm，顶端微凹，爪部狭楔形，中脉上有不规则的鸡冠状附属物，成不整齐的穗状裂，内花被裂片椭圆形，长 4.5~5cm，宽约 3cm，花盛开时向外平展，爪部突然变细；雄蕊长约 2.5cm，花药鲜黄色，花丝细长，白色；花柱分枝扁平，淡蓝色，长约 3.5cm，顶端裂片近四方形，有疏齿，子房纺锤状圆柱形，长 1.8~2cm。蒴果长椭圆形或倒卵形，长 4.5~6cm，直径 2~2.5cm，有 6 条明显的肋，成熟时自上而下 3 瓣裂；种子黑褐色，梨形，无附属物。花期 4~5 月，果期 6~8 月。

【生境】生于海拔 900~1 300m 的林下、山脚及溪边的潮湿地。

【采制】夏、秋季采收，除去须根，晒干。

【药材性状】根茎扁圆柱形，表面灰棕色，有节，节上常有分歧，节间部分一端膨大，另一端缩小，膨大部分密生同心环纹，愈近顶端愈密。

【性味】性寒，味辛、苦；有毒。

【临床应用】

（1）食积饱胀：青蛙七 3g。研细，用白开水兑酒吞服。

（2）喉症，食积，血积：青蛙七 3~9g。水煎服。

（3）跌打损伤：青蛙七 3~9g。研末或磨汁，冷水送服。

【禁忌】体虚便溏及孕妇忌服；反长春七。

【参考文献】

［1］郭增军.陕西七药［M］.西安:陕西科学技术出版社,2003 :186.

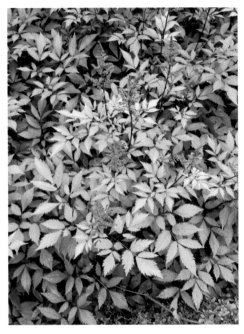

金毛七（多花落新妇原植物图）

【来源】虎耳草科落新妇属植物多花落新妇 *Astilbe rivularis* Buch.–Ham.ex D. Don var. *myriantha*（Diels）J.T.Pan 的根茎。

【植物形态】多年生草本，高 0.6~2.5m。茎被褐色长腺柔毛。二至三回羽状复叶；叶轴与小叶柄均被褐色长柔毛；小叶片，通常卵形、阔卵形至阔椭圆形，长 4~14.5cm，宽 1.7~8.4cm。基部偏斜状心形、圆形至楔形，边缘有重锯齿，先端渐尖，腹面疏生褐色腺糙伏毛，背面沿脉具褐色长柔毛和腺毛。圆锥花序长 41~42cm，多花；花序分枝长 1~18cm；苞片 3，近椭圆形，长 1.1~1.4mm，宽 0.2~0.6mm，全缘或具齿牙，边缘疏生褐色柔毛；花梗长 0.6~1.8mm，与花序轴均被褐色卷曲腺柔毛；萼片 4~5，近膜质，绿色，卵形、椭圆形至长圆形，长约 1.2~1.5mm，宽约 1mm，内面稍凹陷，外面略弓凸，无毛，单脉；无花瓣或有时具 1（~2~5）枚退化花瓣；雄蕊 5~10（~12），长 0.5~2.4mm；雌蕊长约 2mm，心皮 2，基部合生，子房近上位，花柱叉开。花果期 7~11 月。

【生境】生于海拔 1 200~2 800m 的山谷或山坡林下。

【采制】春、秋采挖根茎，去须根，切片，晒干。

【药材性状】根茎呈不规则团块状或长圆形，长约 6cm，直径 1~2cm。表面棕褐色或黑褐色，皱缩，有横向皱折纹，具褐色绒毛及多数须根痕或残存细根；上面茎基有多数腺状柔毛及鳞片。质脆，易折断，断面粉性，棕红色。气微，味辛、微涩。

【性味】性平，味辛、微涩。

【临床应用】

（1）感冒：风寒感冒、头身疼痛，与长春七、路边青等同用；风热感冒，可与六月寒、透骨消等同用。

（2）咳嗽：单品或配伍使用。风热咳嗽，金毛七 10g，鼠曲草 10g，鱼腥草 12g，水煎服；风寒咳嗽，金毛七 10g，枇杷叶 6g，半枝莲 10g，水煎服；痰饮咳嗽，单味煎服，或与大头翁、长春七等同用。

（3）跌打损伤：金毛七 30g。黄酒蒸熟，分 3 次于饭前服，或水煎加黄酒少许服。

（4）关节筋骨刺痛：单味或与桃儿七、红毛七等同用。

（5）术后疼痛：金毛七 500g。加水 2 500ml，煎 2 小时，去渣；浓缩成 500ml，每服10~30ml，每日服 3 次。

【参考文献】

［1］江苏新医学院 . 中药大辞典：上册［M］. 上海：上海科学技术出版社，1977：1385–1386.

［2］中国科学院《中国植物志》编辑委员会 . 中国植物志：第 34 卷第 2 分册［M］. 北京：科学出版社，1992：14.

［3］中国科学院西北植物研究所 . 秦岭植物志：第二卷［M］. 北京：科学出版社，1986：440.

［4］宝鸡市卫生局 . 太白山本草志［M］. 西安：陕西科学技术出版社，1993：367.

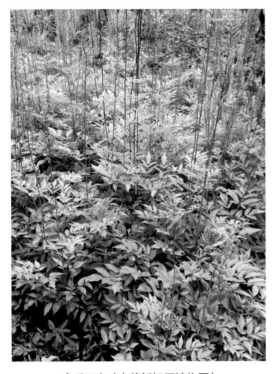

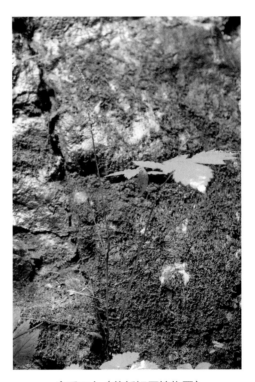

金毛三七（大落新妇原植物图）　　　　金毛三七（落新妇原植物图）

【来源】虎耳草科落新妇属植物落新妇 *Astilbe chinensis*（Maxim.）Franch. et Sav. 和大落新妇 *Astilbe grandis* Stapf ex Wils. 的根茎。

【植物形态】

（1）落新妇：多年生草本，高 50~100cm。根状茎暗褐色，粗壮，须根多数。茎无毛。基生叶为二至三回三出羽状复叶；顶生小叶片菱状椭圆形，侧生小叶片卵形至椭圆形，长 1.8~8cm，宽 1.1~4cm，先端短渐尖至急尖，边缘有重锯齿，基部楔形、浅心形至圆形，腹面沿脉生硬毛，背面沿脉疏生硬毛和小腺毛；叶轴仅于叶腋部具褐色柔毛；茎生叶 2~3，较小。圆锥花序长 8~37cm，宽 3~4（~12）cm；下部第一回分枝长 4~11.5cm，通常与花序轴成 15°~30° 角斜上；花序轴密被褐色卷曲长柔毛；苞片卵形，几无花梗；花密集；萼片 5，卵形，长 1~1.5mm，宽约 0.7mm，两面无毛，边缘中部以上生微腺毛；花瓣 5，淡紫色至紫红色，线形，长 4.5~5mm，宽 0.5~1mm，单脉；雄蕊 10，长 2~2.5mm；心皮 2，仅基部合生，长约 1.6mm。蒴果长约 3mm；种子褐色，长约 1.5mm。花果期 6~9 月。

（2）大落新妇：多年生草本，高 0.4~1.2m。根状茎粗壮。茎通常不分枝，被褐色长柔毛和腺毛。二至三回三出复叶至羽状复叶；叶轴长 3.5~32.5cm，与小叶柄均多少被腺毛，叶腋近旁具长柔毛；小叶片卵形、狭卵形至长圆形，顶生者有时为菱状椭圆形，长 1.3~9.8cm，宽 1~5cm，先端短渐尖至渐尖，边缘有重锯齿，基部心形、偏斜圆形至楔形，腹面被糙伏腺毛，背面沿脉生短腺毛，有时亦杂有长柔毛；小叶柄长 0.2~2.2cm。圆锥花序顶生，通常塔形，长 16~40cm，宽 3~17cm；下部第一回分枝长 2.5~14.5cm，与花序轴成 35~50 度角斜上；花序轴与花梗均被腺毛；小苞片狭卵形，长约 2.1mm，宽约 1mm，全缘或具齿；花梗长 1~1.2mm；萼片 5，卵形、阔卵形至椭圆形，长 1~2mm，宽 1~1.2mm，先端钝或微凹且具微腺毛、边缘膜质，两面无毛；花瓣 5，白色或紫色，线形，长 2~4.5mm，宽 0.2~0.5mm，先端急尖，单脉；雄蕊 10，长 1.3~5mm；雌蕊长 3.1~4mm，心皮 2，仅基部合生，子房半下位，花柱稍叉开。幼果长约 5mm。花果期 6~9 月。

【生境】生于海拔 1 200~1 800m 的山坡林下阴湿地或林缘路旁草丛中。

【采制】夏、秋季采收。

【药材性状】

（1）落新妇：全草皱缩。茎圆柱形，直径 1~4mm，表面棕黄色；基部具有褐色膜质鳞片状毛或长柔毛。基生叶二至三回三出复叶，多破碎，完整小叶呈披针形、卵形、阔椭圆形，长 1.8~8cm，宽 1~4cm，先端渐尖，基部多楔形，边缘有牙齿，两面沿脉疏生硬毛；茎生叶较小，棕红色。圆锥花序密被褐色卷曲长柔毛，花密集，几无梗，花萼 5 深裂；花瓣 5，窄条形。有时可见枯黄色果实。气微，味辛、苦。

（2）大落新妇：茎直径 1~6mm。表面被褐色长柔毛和腺毛。基生叶为复叶，完整小叶卵形或长圆形，长 2~10cm，宽 1~5cm，先端渐尖或长渐尖，基部心形或楔形，边缘有锐重锯齿，上面被糙伏腺毛，下面沿脉生短腺毛；茎生叶较小。圆锥花序密生短柔毛和腺毛。有时可见果实，长约 5mm。气微，味苦。

【性味】性温，味辛、苦。

【临床应用】

（1）风热感冒：金毛三七 15g。煨水服。

（2）肺痨咳血，盗汗：金毛三七 15g，土地骨皮 15g，九头狮子草 15g，白花前胡 15g。煨水服，一日 3 次。

【参考文献】

［1］余传隆.中药辞海:第一卷［M］.北京:中国医药科技出版社,1993:1138.

［2］郭增军.陕西七药［M］.西安:陕西科学技术出版社,2003:196.

［3］吉林省中医中药研究所,长白山自然保护区管理局,东北师范大学生物系.长白山植物药志［M］.长春:吉林人民出版社,1982:503.

［4］宝鸡市卫生局.太白山本草志［M］.西安:陕西科学技术出版社,1993:367.

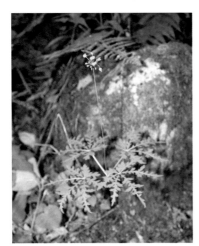
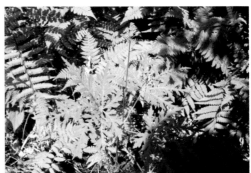

钮子七（疙瘩七原植物图）

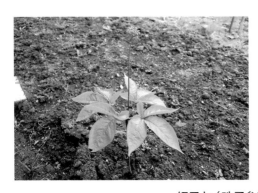
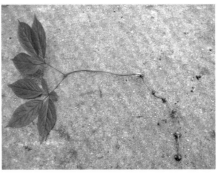

钮子七（珠子参原植物图）

【来源】五加科人参属植物珠子参 *Panax japonicus* C.A.Meyer var. *major*（Burkill）C.Y.Wu et K.M. Feng 或五加科人参属植物疙瘩七 *Panax japonicus*（T.Nees）C.A.Meyer var. *bipinnatifidus*（Seem.）C.Y.Wu et K.M.Feng 的根茎。

【植物形态】

（1）珠子参：多年生草本，高 50~80cm，或更高。根茎横卧，呈竹鞭状，肉质肥厚，白色，结节间具凹陷茎痕。叶为掌状复叶，3~5 枚轮生于茎顶；叶柄长 8~11cm；小叶通常 5，叶片膜质，倒卵状椭圆形至长圆状椭圆形，长 5~18cm，宽 2~6.5cm，先端渐尖，稀长尖，基部楔形至近圆形，边缘具细锯齿或重锯齿，上面叶脉无毛或疏生刚毛，下面无毛或疏生密毛。伞形花序单生于茎顶，有花 50~80 朵或更多，总花梗长 12~20cm；花小，淡绿色，小花梗长约 10mm；花萼绿色，先端 5 齿，齿三角状卵形；花瓣 5，长卵形，覆瓦状排列；雄蕊 5，花丝较花瓣短；子房下位，2~5 室，花柱 2~5，中部以下连合，上部分离，果时外弯。核果状浆果，球形，成熟时红色。种子 2~5，白色，三角状长卵形。花期 5~6 月，果期 7~9 月。

（2）疙瘩七：多年生草本，茎高 30~50cm。根茎细长，匍匐，串珠状，疙瘩状，稀竹节状。掌状复叶，3~6 枚轮生茎端；小叶 5~7，小叶柄长可达 2cm；小叶片膜质，长椭圆形，二回羽状深裂，裂片又有不整齐的小裂片和锯齿，长 5~9cm，宽 2~4cm，先端长渐尖，基部下延呈楔形，上面脉上疏生刚毛，下面通常无毛。伞形花序单生，其下稀有数个侧生小伞形序；花梗长 6~8cm，花小，淡绿色，萼 5 齿裂不明显；花瓣 5，覆瓦状排列；雄蕊 5；子房下位，2 室，稀 3~4 室，花柱 2，稀 3~4，分离或基部合生。浆果状核果，扁球形，成熟时红色，先端有黑点。种子 2~3 颗。花期 7 月。

【生境】生于海拔 1 200~2 700m 的山谷阔叶林中。

【采制】7~9 月挖取根茎，除去杂质，洗净，润透，切成厚片，干燥，筛去灰屑。

【药材性状】呈竹鞭状，扁圆柱形，稍弯曲，长 5~22cm，直径 0.8~2.5cm，节密集，节间长 0.8~2cm，每节上方有一圆形深陷的茎痕。表面灰棕色或黄褐色，粗糙，有致密的纵皱纹和根痕。质硬，易折断，断面黄白色至淡黄棕色，有多个淡黄色点状维管束排列成环。无臭，味苦后微甜。

【性味】性微寒，味甘、微苦。

【临床应用】

（1）病后虚弱：①钮子七 15g。炖肉吃或水煎服。②钮子七 3~9g。用油炸后炖鸡肉或猪瘦肉服。

（2）虚劳：钮子七 9g，党参 9g，当归 6g。水煎服。

（3）脾胃虚弱，食欲不振：钮子七 9g，土炒白术 9g，酒炒蒲公英根 9g。水煎，分 3 次于饭前半小时服。

（4）头晕：钮子七 30g，辣子七 15g，天麻 30g。共研细粉。每用 9g，蒸鸡蛋 1 个，每晨吃 1 次。

（5）虚劳咳嗽：钮子七 15g。煎水当茶饮。

（6）肺劳咳血：钮子七 9g，阿胶 9g，橘红 9g，百部 9g，白茅根 15g，贝母 6g。水煎服。

（7）吐血：钮子七 9g，麦冬 6g，丝毛根 9g。水煎服。

（8）鼻血：钮子七 3g，黄栀子（炒）6g。水煎服。

（9）倒经，功能性子宫出血：钮子七研粉，一次 1.5~3g。水煎服。

（10）跌打伤痛：①钮子七 15g。捣烂，温酒冲服，亦可磨酒外搽。②钮子七 9g，算盘七 9g，麻布七 9g，徐长卿 9g，八厘麻 6g。泡酒服。并用鲜茎叶捣烂外敷。

（11）腰痛：钮子七 9g，黄茅根 6g，桑树根 9g。水煎兑黄酒服，一日服 3 次。

（12）全身筋骨痛：钮子七 30g，细辛 3g。水煎，酌加酒冲服。

【禁忌】孕妇忌服。本品反藜芦。

【注意事项】无虚无瘀者不宜。

【参考文献】

［1］彭树林, 肖蓉, 肖倬殷 . 大叶珠子参化学成分研究（Ⅰ）［J］. 中草药, 1987, 18（8）: 346.

［2］李世全 . 秦岭巴山天然药物志［M］. 西安: 陕西科学技术出版社, 1987 : 217.

［3］江苏新医学院 . 中药大辞典: 上册［M］. 上海: 上海科学技术出版社, 1977 : 1822.

［4］郭增军 . 陕西七药［M］. 西安: 陕西科学技术出版社, 2003 : 126–127.

［5］宋小妹, 刘海静 . 太白七药研究与应用［M］. 北京: 人民卫生出版社, 2011 : 101.

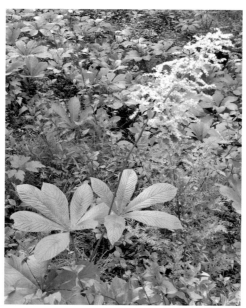

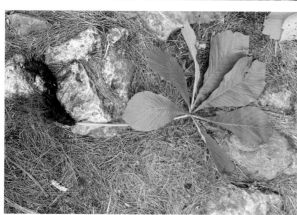
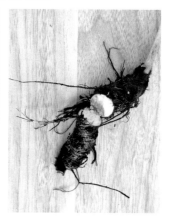

秤杆七（七叶鬼灯檠原植物图）

【来源】虎耳草科鬼灯檠属植物七叶鬼灯檠 *Rodgersia aesculifolia* Batalin 的根茎。

【植物形态】多年生草本，高 0.8~1.2m。根状茎圆柱形，横生，直径 3~4cm，内部微紫红色。茎具棱，近无毛。掌状复叶具长柄，柄长 15~40cm，基部扩大呈鞘状，具长柔毛，腋部和近小叶处毛较多；小叶片 5~7，草质，倒卵形至倒披针形，长 7.5~30cm，宽2.7~12cm，先端短渐尖，基部楔形，边缘具重锯齿，腹面沿脉疏生近无柄之腺毛，背面沿脉具长柔毛，基部无柄。多歧聚伞花序圆锥状，长约 26cm，花序轴和花梗均被白色膜片状毛，并混有少量腺毛；花梗长 0.5~1mm；萼片（6~）5，展开，近三角形，长 1.5~2mm，宽约 1.8mm，先端短渐尖，腹面无毛或具极少（1~3 枚）近无柄之腺毛，背面和边缘具柔毛和短腺毛，具羽状脉和弧曲脉，脉于先端不汇合、半汇合至汇合（同时存在）；雄蕊长1.2~2.6mm；子房近上位，长约 1mm，花柱 2，长 0.8~1mm。蒴果卵形，具喙；种子多数，褐色，纺锤形，微扁，长 1.8~2mm。花果期 5~10 月。

【生境】生于海拔 1 300~3 600m 的山地林下灌丛、草甸或阴湿处。

【采制】春秋季采挖根茎。除去茎叶、须根，洗净，切片晒干备用。

【药材性状】根茎呈圆柱形，略弯曲，长 8~25cm，直径 1.5~3cm。表面红棕色或灰棕色，有横沟及纵皱纹，上端有棕黄色鳞毛及多数细根及根痕，质坚硬，难折断。商品多切成薄片，表面棕色，皱缩，有点状根痕，有的有棕黄色鳞毛，切面红棕色或暗黄色，有多数白色亮晶小点，并可见棕色或黑色维管束小点。气微，清香，味微苦、涩。

【性味】性凉，味苦、涩。

【临床应用】

（1）湿热，腹泻，痢疾，便血，吐血：秤杆七 10g。水煎服；或研粉，每服 3~6g，开水送服。

（2）外伤出血：秤杆七研粉，直接撒布于患处。

（3）痈肿疮疖：醋调秤杆七，粉末撒患处。

（4）湿热下痢：秤杆七 9g，马齿苋 9g，薤白头 9g。水煎服。

（5）久痢不止：秤杆七 9g，石榴皮 9g，仙鹤草 9g，木香 9g，扁豆 9g，沙参 9g。水煎服。

（6）子宫脱垂，脱肛：秤杆七适量。研末外敷。

（7）甲状腺肿，咽喉肿痛：秤杆七 6~15g。水煎服。

【参考文献】

［1］国家中医药管理局《中华本草》编委会. 中华本草:第 4 册［M］. 上海:上海科学技术出版社,1999 :46–47.

［2］张贵君. 现代中药材商品通鉴［M］. 北京:中国中医药出版社,2001 :617–618.

［3］李世全. 秦岭巴山天然药物志［M］. 西安:陕西科学技术出版社,1987 :251–252.

［4］陕西省革命委员会卫生局,商业局. 陕西中草药［M］. 北京:科学出版社,1971 :704–706.

［5］《全国中草药汇编》编写组. 全国中草药汇编:上册［M］. 北京:人民卫生出版社,1976 :959.

［6］王俊平,李百华. 鬼灯檠中岩白菜素的含量测定［J］. 中成药,1991 :13(2):31.

［7］郭增军. 陕西七药［M］. 西安:陕西科学技术出版社,2003 :283–284.

［8］南京中医药大学. 中药大辞典:下册［M］.2 版. 上海:上海科学技术出版社,2006 :1641.

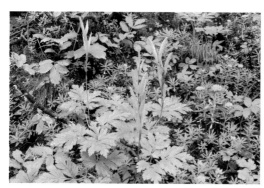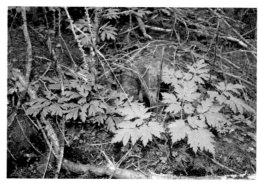

黄三七（黄三七原植物图）

【来源】毛茛科黄三七属植物黄三七 Souliea vaginata（Maxim.）Franch. 的根茎。

【植物形态】多年生草本，根状茎粗壮，横走，粗 0.4~0.9cm，分枝，下面疏生纤维状的根。茎高 25~75cm，无毛或近无毛，在基部生 2~4 片膜质的宽鞘，在鞘之上约生 2 枚叶。叶二至三回三出全裂，无毛；叶片三角形，长达 24cm；一回裂片具长柄，卵形至卵圆形，中央二回裂片具较长的柄，比侧生的二回裂片稍大，轮廓卵状三角形，长 4~7.5cm，宽 3.5~6.5cm，中央三回裂片菱形，再 1~2 回羽状分裂，边缘具不等的锯齿，侧生三回裂片似中央三回裂片，但略狭小，并稍斜；叶柄长 5~34cm。总状花序有 4~6 花；苞片卵形，膜质；花梗约与花等长；花先叶开放，直径 1.2~1.4cm；萼片长 8~11mm，宽 4~7mm，具 3 脉，顶端圆，呈不规则浅波状；花瓣长为萼片的 1/3~1/2，具多条脉，顶部稍平或略圆；雄蕊长 4~7mm；心皮长 7~9mm，柱头面中央微凹陷。蓇葖 1~2（~3），长 3.5~7cm；种子 12~16 粒，长 3~4mm，成熟时黑色，表面密生网状的凹陷。5~6 月开花，7~9 月结果。

【生境】生于海拔 2 300~3 200m 的山地谷中林下阴湿处。

【采制】秋季采挖根茎，去须根，洗净，晒干备用。

【药材性状】根茎条状。斜生，略扁，长可达 10cm 左右，直径 3~7mm，有数个分枝，节明显，节间长 0.5~1.2cm；表面黄棕色至棕色，有纵直皱纹。须根多数，表面棕色至棕褐色。根茎肉质，易折断，断面黄棕色。气微，味苦、辛。

【性味】性凉，味辛、苦。

【临床应用】

（1）扁桃体炎，咽喉炎：黄三七 9g，银柴胡 9g，八爪金龙 9g，射干 9g，桔梗 9g。水煎服。

（2）红白痢：黄三七 1g，朱砂莲 1g，红糖 1.5g。煨水服。

（3）关节疼痛：黄三七 9g，秦艽 9g，五加皮 9g，石南藤 12g。水煎服。

（4）牙痛：黄三七 12g，白茅根 12g，半枝莲 12g，石膏 12g。水煎服。

（5）疮疖：黄三七根茎适量。研粉，凡士林调敷患处。

【参考文献】

［1］国家中医药管理局《中华本草》编委会．中华本草：第 8 册［M］．上海：上海科学技术出版社，1999：170-172.

［2］郭增军．陕西七药［M］．西安：陕西科学技术出版社，2003：306.

［3］陕西省革命委员会卫生局，商业局．陕西中草药［M］．北京：科学出版社，1971：102.

［4］张志英，李继瓒，陈彦生．陕西种子植物名录［M］．西安：陕西旅游出版社，2000：35.

［5］张志英．陕西中药名录［M］．西安：陕西科学技术出版社，1989：128-129.

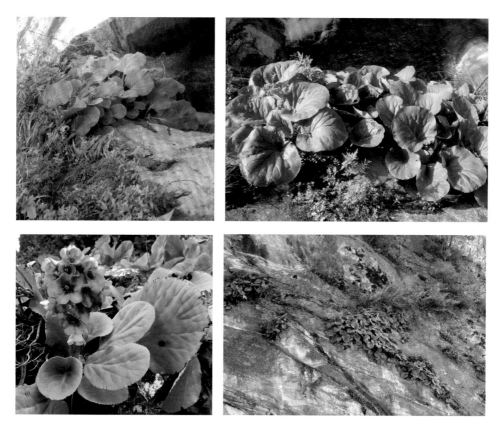

盘龙七（秦岭岩白菜原植物图）

【来源】虎耳草科岩白菜属植物秦岭岩白菜 *Bergenia scopulosa* T. P. Wang 的根茎。

【植物形态】多年生草本，高 10~50cm。根状茎粗壮，直径 2.5~4cm，密被褐色鳞片和残叶鞘，沿石隙匍生，半暴露。叶均基生；叶片革质，圆形、阔卵形至阔椭圆形，长（5~）16.5~25cm，宽（4~）13.2~22cm，先端钝圆，边缘波状或具波状齿，有时近全缘，基部通常圆形，稀宽楔形，两面具小腺窝，无毛；叶柄长 1.5~13cm，托叶鞘无毛。花葶无毛，中部以上具 1 披针形苞叶。聚伞花序；花梗长 5~9mm，无毛；托杯紫红色，外面无毛；萼片革质，卵形至阔卵形，长 4~4.5mm，宽 3.3~5mm，先端钝，两面无毛，具多脉；

花瓣椭圆形、阔卵形至近圆形，长 8~9mm，宽 6~7.8mm，先端钝，基部渐狭成长约 1mm 之爪，羽状达缘脉序；雄蕊长 4.5~5mm；子房卵球形，长约 4.5mm，花柱 2，长约 5mm，柱头大，盾状。花果期 5-9 月。

【生境】生于海拔 2 000~3 800m 的湿润的峭壁石崖缝隙中。

【采制】全年均可采挖，洗净，除去杂质，切片晒干。

【药材性状】根茎近圆柱形，一端稍细，直径 2.5~4cm。表面褐色，密被褐色鳞片及残存叶鞘，并可见棕红色细根痕。质坚硬，难折断，断面棕红色，显粉性。气微，味涩、微苦。

【性味】性平，味涩、微苦。

【临床应用】

（1）浮肿：盘龙七 3g，竹根七 3g，老龙皮 6g，红石耳 6g，鹿衔草 6g，金丝带 6g，羌活 9g，木通 2.4g。水煎服。

（2）泻痢后肠胃虚弱：盘龙七 15g，红石耳 15g，朱砂七 9g，黄精 6g。水煎服。

（3）胃痛，消化不良，腹泻，大便下血，头痛，胸痛，腰痛，痛经：盘龙七 3~6g，石菖蒲 3~6g。研末，开水送服。

（4）淋症，白带：盘龙七 12g。水煎服。

【参考文献】

［1］郭增军 . 陕西七药［M］. 西安 : 陕西科学技术出版社，2003 :334.

［2］李世全 . 秦岭巴山天然药物志［M］. 西安 : 陕西科学技术出版社，1987 :262.

［3］黄泰康，丁志遵，赵守训，等 . 现代本草纲目［M］. 中国医药科技出版社，2001 :2597.

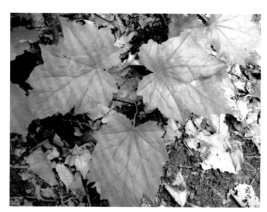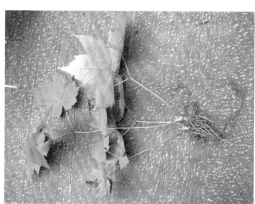

帽辫七（小升麻原植物图）

【来源】毛茛科升麻属植物小升麻 *Cimicifuga japonica*（Thunberg）Sprengel 的根茎。

【植物形态】多年生草本，根状茎横走，近黑色，生多数细根。茎直立，高25~110cm，下部近无毛或疏被伸展的长柔毛，上部密被灰色的柔毛。叶1或2枚，近基生，为三出复叶；叶片宽达35cm，小叶有长4~12cm 的柄；顶生小叶卵状心形，长5~20cm，宽4~18cm，七至九掌状浅裂，浅裂片三角形或斜梯形，边缘有锯齿，侧生小叶比顶生小叶略小并稍斜，表面只在近叶缘处被短糙伏毛，其他部分无毛或偶尔也有毛，背面沿脉被白色柔毛；叶柄长达32cm，疏被长柔毛或近无毛。花序顶生，单一或有1~3分枝，长10~25cm；轴密被灰色短柔毛；花小，直径约4mm，近无梗；萼片白色，椭圆形至倒卵状椭圆形，长3~5mm；退化雄蕊圆卵形，长约4.5mm，基部具蜜腺；花药椭圆形，长1~1.5mm，花丝狭线形，长4~7mm；心皮1或2，无毛。蓇葖长约10mm，宽约3mm，宿存花柱向外方伸展；种子8~12粒，椭圆状卵球形，长约2.5mm，浅褐色，表面有多数横向的短鳞翅，四周无翅。8~9月开花，10月结果。

【生境】生于海拔800~2 600m 的山地林下或林缘。

【采制】秋季采挖，洗净，晒至细根干，用火燎去须根，晒干。

【药材性状】根茎成不规则长块形，多分枝成结节状，长8~20cm，宽1~2cm；表面黑棕色或暗棕色，密布点状须根痕，上面具多数圆柱形的茎基。体轻，横断面灰白色，木部有棕褐色放射状排列的条状物。

【性味】性寒，味甘、苦；有小毒。

【临床应用】

（1）劳伤，腰腿痛：帽辫七 6g，四块瓦 6g，红三七 3g，钮子七 3g，红毛七 9g。白酒 500g，浸泡成酒剂。每日早晚各服 20ml。

（2）咽喉干痛：帽辫七 3g。嚼含口中，逐渐咽下。

（3）劳伤内损：鲜帽辫七（切片）60~90g。加白糖炖汁服。

（4）疖毒：鲜帽辫七适量。加盐捣烂敷患处。

【禁忌】反乌头。

【参考文献】

［1］余传隆.中药辞海:第一卷［M］.北京:中国医药科技出版社,1993:190.

［2］宋立人,洪恂,丁绪亮,等.现代中药学大辞典:上册［M］.北京:人民卫生出版社,2001:80–81.

［3］中国科学院植物研究所.中国高等植物图鉴:第一册［M］.北京:科学出版社,1985:662.

［4］张志英.陕西中药名录［M］.西安:陕西科学技术出版社,1989:129.

［5］江苏新医学院.中药大辞典:上册［M］.上海:上海科学技术出版社,1977:64.

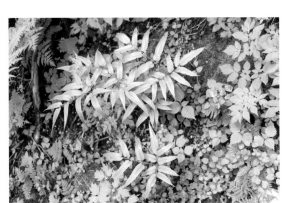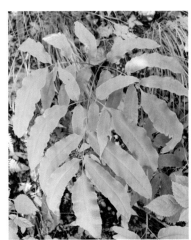

黑虎七（普通凤丫蕨原植物图）

【来源】裸子蕨科凤丫蕨属植物普通凤丫蕨 *Coniogramme intermedia* Hieron 的根茎。

【植物形态】植株高 60~120cm。叶柄长 24~60cm，粗 2~3mm，禾秆色或饰有淡棕色点；叶片和叶柄等长或稍短，宽 15~25cm，卵状三角形或卵状长圆形，二回羽状；侧生羽片 3~5（8）对，基部一对最大，长 18~24cm，宽 8~12cm，三角状长圆形，柄长 1~2cm，一回羽状；侧生小羽片 1~3 对，长 6~12cm，宽 1.4~2cm，披针形，长渐尖头，基部圆形至圆楔形，有短柄，顶生小羽片远较大，基部极不对称或叉裂；第二对羽片三出，或单一（少有仍为羽状）；第三对起羽片单一，长 12~18cm，宽 2~3cm，披针形，长渐尖头，基部略不对称的圆楔形，有短柄至无柄，顶生羽片较其下的为大，基部常叉裂；羽片和小羽片边缘有斜上的锯齿。叶脉分离；侧脉二回分叉，顶端的水囊线形，略加厚，伸入锯齿，但不到齿缘。叶干后草质到纸质，上面暗绿色，下面较淡并有疏短柔毛。孢子囊群沿侧脉分布达离叶边不远处。

【生境】生于海拔 800~2 300m 的林下溪边湿润处。

【采制】9~10 月采挖根茎，除去须根及泥土，晒干。

【药材性状】根状茎黄棕色或棕褐色，上疏生披针形鳞片，残留叶柄黄褐色，基部有鳞片，并可见棕褐色须根，质硬，味淡。

【性味】性平，味甘、淡。

【临床应用】

（1）白带：黑虎七 30g，豆腐 250g。加醪糟同煎服。

（2）白浊：黑虎七 30g。水煎，露一宿，加黄酒或醪糟服。

（3）风湿性关节炎：黑虎七 15g。煎服。

（4）跌打损伤：黑虎七 6g。水煎兑酒服。

【注意事项】孕妇慎服。

【参考文献】

［1］《全国中草药汇编》编写组 . 全国中草药汇编：下册［M］. 北京：人民卫生出版社，1978：620.

［2］张志英 . 陕西中药名录［M］. 西安：陕西科学技术出版社，1989：33.

［3］陕西省革命委员会卫生局，商业局 . 陕西中草药［M］. 北京：科学出版社，1971：938-939.

［4］郭增军 . 陕西七药［M］. 西安：陕西科学技术出版社，2003：353.

［5］国家中医药管理局《中华本草》编委会 . 中华本草：第 2 册［M］. 上海：上海科学技术出版社，1999：144.

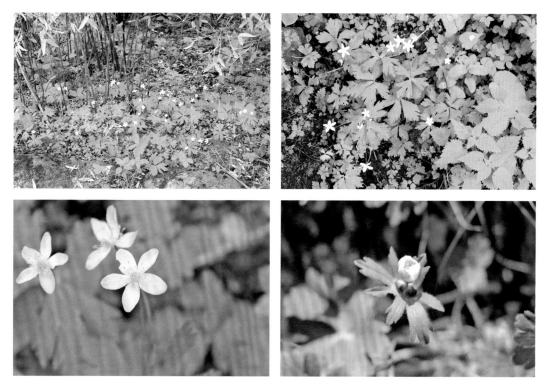

蜈蚣三七（鹅掌草原植物图）

【来源】毛茛科银莲花属植物鹅掌草 *Anemone flaccida* Fr. Schmidt 的根茎。

【植物形态】植株高 15~40cm。根状茎斜，近圆柱形，粗（2.5~）5~10mm，节间缩短。基生叶 1~2，有长柄；叶片薄草质，五角形，长 3.5~7.5cm，宽 6.5~14cm，基部深心形，三全裂，中全裂片菱形，三裂，末回裂片卵形或宽披针形，有 1~3 齿或全缘，侧全裂片不等二深裂，表面有疏毛，背面通常无毛或近无毛，脉平；叶柄长 10~28cm，无毛或近无毛。花葶只在上部有疏柔毛；苞片 3，似基生叶，无柄，不等大，菱状三角形或菱形，长 4.5~6cm，三深裂；花梗 2~3，长 4.2~7.5cm，有疏柔毛；萼片 5，白色，倒卵形或椭圆形，长 7~10mm，宽 4~5.5mm，顶端钝或圆形，外面有疏柔毛；雄蕊长约萼片之半，花药椭圆形，长约 0.8mm，花丝丝形；心皮约 8，子房密被淡黄色短柔毛，无花柱，柱头近三角形。

4~6 月开花。

【生境】生于海拔 1 300~3 200m 的山谷、草地或林下。

【采制】4~7 月采收，切段，晒干。

【药材性状】根茎条状近圆柱形，或呈长圆形块状，节明显或不明显，节间较短。表面棕褐色至褐色，粗糙，可见根痕及少数细长的须状根；顶端有干枯的茎基及叶基。质坚，断面黄棕色。气微，味辛、苦。

【性味】性温，味辛、微苦。

【临床应用】

（1）风湿：①蜈蚣三七 30g。泡酒 250g。一次服 9g；②蜈蚣三七 9g，白龙须 6g，大血藤 15g，大风藤 15g。泡酒 1 000g。一次服 1 小杯。

（2）疗伤，发散，助筋骨：鲜蜈蚣三七根 60~90g。切片，加白糖炖汁，分次服。

（3）中蛊毒：蜈蚣三七 15g。煎水服。

【禁忌】孕妇忌服。

【参考文献】

［1］李世全.秦岭巴山天然药物志［M］.西安:陕西科学技术出版社,1987:168.

［2］张志英.陕西中药名录［M］.西安:陕西科学技术出版社,1989:127.

［3］赵守训,黄泰康,丁志遵,等.中药辞海:第三卷［M］.北京:中国医药科技出版社,1997:1921-1922.

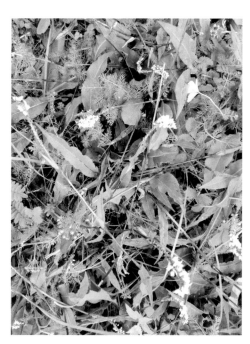

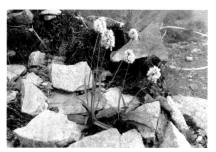

蝎子七（圆穗蓼原植物图）

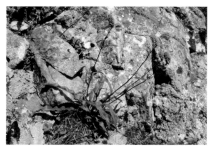

蝎子七（珠芽蓼原植物图）

蝎子七（太白蓼原植物图）

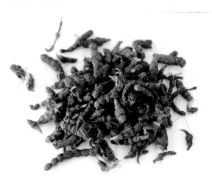

蝎子七（药材图）

【来源】蓼科蓼属植物珠芽蓼 *Polygonum viviparum* L.、圆穗蓼 *Polygonum macrophyllum* D. Don 和太白蓼 *Polygonum taipaishanense* H.W. Kung 的根茎。

【植物形态】

（1）珠芽蓼：多年生草本。根状茎粗壮，弯曲，黑褐色，直径 1~2cm。茎直立，高 15~60cm，不分枝，通常 2~4 条自根状茎发出。基生叶长圆形或卵状披针形，长 3~10cm，宽 0.5~3cm，顶端尖或渐尖，基部圆形、近心形或楔形，两面无毛，边缘脉端增厚。外卷，具长叶柄；茎生叶较小披针形，近无柄；托叶鞘筒状，膜质，下部绿色，上部褐色，偏斜，开裂，无缘毛。总状花序呈穗状，顶生，紧密，下部生珠芽；苞片卵形，膜质，每苞内具 1~2 花；花梗细弱；花被 5 深裂，白色或淡红色。花被片椭圆形，长 2~3mm；雄蕊 8，花丝不等长；花柱 3，下部合生，柱头头状。瘦果卵形，具 3 棱，深褐色，有光泽，长约 2mm，包于宿存花被内。花期 5~7 月，果期 7~9 月。

（2）圆穗蓼：与珠芽蓼的主要区别为植物体矮小，花穗呈球形，直立，紧密，长不超过 3cm；无珠芽生长；花梗顶端有关节。叶片长圆形或披针形，宽 1~2cm。

（3）太白蓼：与上两种的主要区别为叶片卵状披针形或线状长圆形，长 8~20cm，宽 2~3.3cm，先端渐尖，基部截形或近圆形，叶柄上部有狭翅。花穗圆柱形，长达 4cm，不生珠芽，花红色。

【生境】生于海拔 1 300~2 300m 的高山区林中草地、沟壑潮湿草地或高山冻原上。

【采制】秋季采挖其根茎，除去须根及杂质，洗净，晾干，切片备用。

【药材性状】根茎扁圆柱形，长 3~7cm，直径 0.8~2.5cm。表面棕褐色至暗褐色，有细密环纹，顶端常有茎痕及叶柄残迹；下面具有众多细根或细根痕，上面有叶柄残迹。质坚硬，不易折断，折断面不平坦，粉红色至紫红色，皮部占断面的 1/6~1/5，近皮部有黄白色维管束小点 27~40 个，断续排列成环状。气微，味涩、微苦。

【性味】性凉，味苦。

【临床应用】

（1）口腔炎，牙龈炎：蝎子七适量。煎水含漱。

（2）湿疹痔瘘：蝎子七配金银花、蒲公英，外洗。

（3）细菌性痢疾：鲜蝎子七 12g，鲜蒲公英各 12g，鲜黄芩 10g，小儿酌减。水煎服。

（4）喉痛，扁桃体炎：蝎子七 9g，蒲公英 15g。水煎服。

（5）痈疽疖疗，淋巴管炎：蝎子七 12g，地丁 15g。煎服或蝎子七用醋磨汁外敷。

（6）痈肿，无名肿毒：蝎子七 9g，楤木根皮 15g，细辛 6g。共研细粉，水调敷。

（7）痢疾：蝎子七 6~12g。开水煎服，加红糖、白糖适量。

（8）肠炎，痢疾：蝎子七 9g，蒲公英 9g，委陵菜 6g。水煎服。

（9）崩漏：蝎子七 9g，鹿衔草 9g，金丝带 6g，太白羌活 6g，狮子七 6g。水煎服。

【参考文献】

［1］《华山药物志》编辑委员会.华山药物志［M］.西安:陕西科学技术出版社,1985:552.

［2］李世全.秦岭巴山天然药物志［M］.西安:陕西科学技术出版社,1987:271.

［3］余传隆.中药辞海:第二卷［M］.北京:中国医药科技出版社,1996:241.

［4］郭增军.陕西七药［M］.西安:陕西科学技术出版社,2003:109-111.

［5］江苏新医学院.中药大辞典:下册［M］.上海:上海科学技术出版社,1986:2608.

［6］谢宗万,余友芩.全国中草药名鉴［M］.北京:人民卫生出版社,1996:1847.

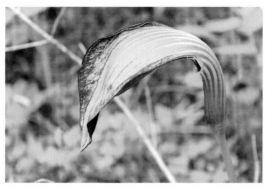

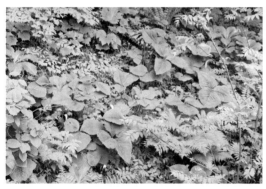

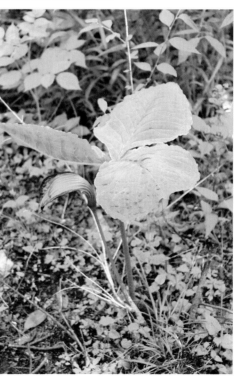

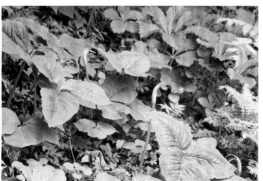

螃蟹七（螃蟹七原植物图）

【来源】天南星科天南星属植物螃蟹七 *Arisaema fargesii* Buchet 块茎。

【植物形态】块茎扁球形，直径 3~5cm，常具多数小球茎。鳞叶 3，褐色，宽 2~2.5cm，向上渐狭，最上的长约 15cm。叶柄长 20~40cm，粗 6~7mm，下部 1/4 具鞘；叶片 3 深裂至 3 全裂，裂片无柄，干时膜质，全缘，中裂片近菱形，卵状长圆形至卵形，凸尖或急尖，基部短楔形或与侧裂片联合，长 12~17~32cm，宽 9~16~27cm；侧裂片斜椭圆形，外侧较宽，半卵形，长 9~23cm，宽 6~16cm，中肋背面隆起，侧脉 9~10 对，集合脉距边缘 2~3~10mm。花序柄比叶柄短而细，长 18~26cm。佛焰苞紫色，有苍白色线状条纹，管部近圆柱形，长 4~8cm，直径 1.5~2cm，喉部边缘耳状反卷；檐部长圆三角形，拱形下弯或近直立，长 6~12cm，宽 4~4.5cm，长渐尖，具长 1~4cm 的尾尖。肉穗花序单性，雄花序长 2.5~3cm，圆柱形，粗 4~5mm，雄花有花药 2~4，药室卵圆形，基部叉开，顶孔开裂；雌花序长约 2cm，花密，子房具棱，顶部常圆形，花柱极短而粗，柱头有毛，胚珠少数；各附属器粗壮，伸长的圆锥状，长 4.5~9cm，下部粗 7~15mm，基部骤狭成短柄，非截形，上部长渐尖，先端钝，粗 1.5~5mm，近直立或上部略弯。花期 5~6 月。

【生境】生于海拔 900~1 600m 的林下或灌丛内多石处。

【采制】秋后采挖，洗净，鲜用或切片晒干。

【药材性状】块茎多呈扁平皿状，直径 2~4cm，高 5~10mm，亦有呈不规则半球形。表面淡黄棕色或绿黑色，有的可见未去净的淡棕色外皮。顶端凹陷（茎痕），周围有数个深陷的须根痕，周边有侧芽，呈长圆形凸起，其顶端凹陷。质坚硬，呈角质状，有的略透明。无臭，味辣而麻。

【性味】性温，味辛；有毒。

【临床应用】

（1）痰饮喘咳：制螃蟹七 15g，陈皮 9g，法半夏 9g，茯苓 9g，炙桑皮 9g。水煎服。

（2）跌打损伤：制螃蟹七 9g，红毛七 9g，见血飞 9g，红牛膝 9g，八爪金龙 9g，大救驾 9g。泡酒服。

（3）痈肿、蛇伤：生螃蟹七适量。捣烂外敷。

【参考文献】

［1］国家中医药管理局《中华本草》编委会.中华本草:第八卷［M］.上海:上海科学技术出版社,1999：488.

［2］南京中医药大学.中药大辞典:下册［M］.2 版.上海:上海科学技术出版社,2006：3747.

［3］中国科学院中国植物志编辑委员会.中国植物志:第 13 卷第 2 分册［M］.北京:科学出版社,1979：136.

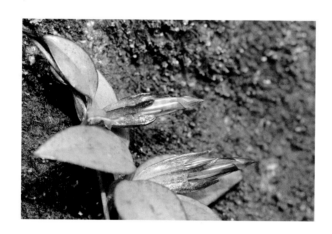

金线七（双蝴蝶原植物图）

【来源】龙胆科双蝴蝶属植物双蝴蝶 *Tripterospermum chinense*（Migo）H. Smith 的根茎或全草。

【植物形态】多年生缠绕草本。具短根茎，根黄褐色或深褐色，细圆柱形。茎绿色或紫红色，近圆形具细条棱，上部螺旋扭转，节间长 7~17cm。基生叶通常 2 对，着生于茎基部，紧贴地面，密集呈双蝴蝶状，卵形、倒卵形或椭圆形，长 3~12cm，宽 2~6cm，先端急尖或呈圆形，基部圆形，近无柄或具极短的叶柄，全缘，上面绿色，有白色或黄绿色斑纹或无，下面淡绿色或紫红色；茎生叶通常卵状披针形，少为卵形，向上部变小呈披针形，长 5~12cm，宽 2~5cm，先端渐尖或呈尾状，基部心形或近圆形，叶脉 3 条，全缘，叶柄扁平，长 4~10mm。具多花，2~4 朵呈聚伞花序，少单花、腋生；花梗短，通常不超过 1cm，具 1~3 对小苞片或否；花萼钟形，萼筒长 9~13mm，具狭翅或无翅，裂片线状披针形，长 6~9mm，通常短于萼筒或等长，弯缺截形；花冠蓝紫色或淡紫色，褶色较淡或呈乳白色，钟形，长 3.5~4.5cm，裂片卵状三角形，长 5~7mm，宽 4~5mm，褶半圆形，长 1~2mm，比裂片短约 5mm，宽约 3mm，先端浅波状；雄蕊着生于冠筒下部，不整齐，花丝线形，长 1.3~1.9cm，花药卵形，长约 1.5mm；子房长椭圆形，两端渐狭，长 1.3~1.7cm，柄长 8~12mm，柄基部具长约 1.5mm 的环状花盘，花柱线形，长 8~11mm，柱头线形，2 裂，反卷。蒴果内藏或先端外露，淡褐色，椭圆形，扁平，长 2~2.5cm，宽 0.7~0.8cm，柄长 1~1.5cm，花柱宿存；种子淡褐色，近圆形，长宽约相等，直径约 2mm，具盘状双翅。

花果期 10~12 月。

【生境】生于海拔 2 500~3 300m 的山坡、林下、阴湿地。

【采制】夏秋间采集基生叶或全草，洗净、晒干或趁鲜用。

【药材性状】多折皱或卷曲成团。根细小，茎纤细，黄棕色至黄褐色。基生叶 4 枚，2 大 2 小，有时脱落而仅剩 2 枚，完整叶经展开后成十字形对生，无柄，卵圆形、椭圆形，长 3~7.5cm，宽 1.5~3.5cm，全缘或微波状，上表面灰绿色至绿褐色，有绿黑色网脉及斑块，下表面暗紫红色，3 出脉明显，茎生叶对生，具短柄。叶片展平后呈披针形、卵状披针形，长 3~10cm，宽 1~4cm，全缘，表面常有囊状凸起。花顶生或腋生，长达 5cm，紫棕色，花冠多破碎。气微香，味辛、极苦。

【性味】性寒，味辛、甘。

【临床应用】

（1）肺结核咯血：金线七 9g，百部 9g，仙鹤草 9g，白及 9g，紫菀 9g，浙贝母 9g，百合 9g，知母 6g，茯苓 6g。水煎服。

（2）肾炎：金线七 12g，灯心草 15g，玉米根 30g。水煎服，一日 1 剂。

（3）肺热咳嗽，劳伤吐血：金线七 15~18g（鲜品加倍量），冰糖 30g。水煎服。

（4）咳嗽多痰：金线七 6~9g。煎汁冲白糖服，或配其他清肺药同煎服。

（5）痈肿：鲜金线七适量（捣烂如泥）。加鸡蛋白少许同捣匀，敷患处，每日换 1 次。

（6）疮疥，疔疮：金线七鲜叶适量。捣烂，敷患处。每日换药 2 次。再用全草 9~15g，水煎服。

（7）小儿高热：金线七 6g。冰糖少许，水煎服。一日 1 剂。或金线七 9g，鸭跖草 15g。水煎服。

（8）肺痈，肺结核咳血，肺炎，小儿麻痹后遗症：金线七 15~30g。水煎服。

（9）肺脓疡，肺炎咳嗽：金线七 15g，百蕊草 15g。水煎服。

（10）疮疥痈肿：金线七 15g。水煎服。

（11）外伤出血：鲜金线七叶适量。捣烂外敷，加压包扎。

【参考文献】

［1］江苏新医学院.中药大辞典：下册［M］.上海：上海科学技术出版社，1977：2336.

［2］余传隆.中药辞海：第二卷［M］.北京：中国医药科技出版社，1996：960.

［3］张志英.陕西中药名录［M］.西安：陕西科学技术出版社，1989：275.

［4］陕西省革命委员会卫生局，商业局.陕西中草药［M］.北京：科学出版社，1971：299.

［5］中国科学院植物研究所.中国高等植物图鉴：第三册［M］.北京：科学出版社，1985：385.

［6］谢宗万，余友苓.全国中草药名鉴［M］.北京：人民卫生出版社，1996：493.

全草

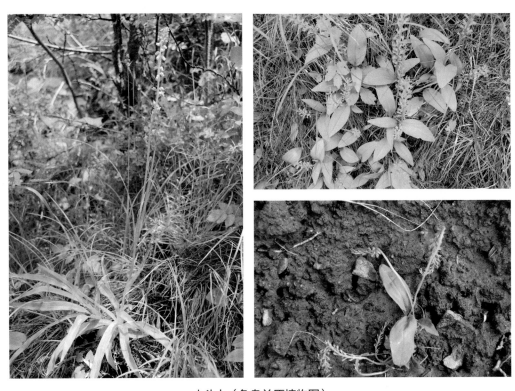

人头七（角盘兰原植物图）

【来源】兰科角盘兰属植物角盘兰 *Herminium monorchis*（L.）R.Br. 带根茎的全草。

【植物形态】植株高 5.5~35cm。块茎球形，直径 6~10mm，肉质。茎直立，无毛，基部具 2 枚筒状鞘，下部具 2~3 枚叶，在叶之上具 1~2 枚苞片状小叶。叶片狭椭圆状披针形或狭椭圆形，直立伸展，长 2.8~10cm，宽 8~25mm，先端急尖，基部渐狭并略抱茎。总状花序具多数花，圆柱状，长达 15cm；花苞片线状披针形，长 2.5mm，宽约 1mm，先端长渐尖，尾状，直立伸展；子房圆柱状纺锤形，扭转，顶部明显钩曲，无毛，连花梗长 4~5mm；花小，黄绿色，垂头，萼片近等长，具 1 脉；中萼片椭圆形或长圆状披针形，长 2.2mm，宽 1.2mm，先端钝；侧萼片长圆状披针形，宽约 1mm，较中萼片稍狭，先端稍尖；花瓣近菱形，上部肉质增厚，较萼片稍长，向先端渐狭，或在中部多少 3 裂，中裂片线形，先端钝，具 1 脉；唇瓣与花瓣等长，肉质增厚，基部凹陷呈浅囊状，近中部 3 裂，中裂片线形，长 1.5mm，侧裂片三角形，较中裂片短很多；蕊柱粗短，长不及 1mm；药室并行；花粉团近圆球形，具极短的花粉团柄和粘盘，粘盘较大，卷成角状；蕊喙矮而阔；柱头 2 个，隆起，叉开，位于蕊喙之下；退化雄蕊 2 个，近三角形，先端钝，显著。花期 6~7（~8）月。

【生境】生于海拔 2 500~3 300m 的高山草丛或灌木丛中。

【采制】7~8 月采挖，洗净，晒干，切段备用。

【药材性状】块茎呈扁卵圆形或近球形，直径 5~8mm，顶端疏生须根，被灰棕色毛茸。茎纤细，长 10~30cm，直径 1~2mm，淡棕色或棕绿色，有细纵纹，基部具膜质叶鞘，基生叶 2 片；叶片浅棕褐色，多皱缩卷曲，展平后呈狭椭圆状披针形，先端急尖，基部渐狭成鞘状抱茎。穗状花序顶生；花小，棕绿色至棕色。硕果细小，长圆形。气微，味淡。以块茎个大、茎叶棕绿色者为佳。

【性味】性温，味甘、微苦。

【临床应用】

（1）虚劳，贫血，两眼昏花：人头七 9g，盘龙七 9g，凤尾七 9g，太白洋参 9g，黄精 9g，细辛 6g，党参 6g，黄芪 6g。水煎服。

（2）肝硬化腹水：人头七根状茎 3g，田基黄 30g，马鞭草 30g。水煎服。

（3）胃痛，胆绞痛：人头七鲜根 3g 生嚼吃。或干根 9g，枳实 6g，共研末，分 3 次开水送服。

【禁忌】孕妇禁用。

【参考文献】

［1］陕西省中医研究所革委会 . 陕西草药［M］. 西安：陕西中医研究所 .1970 ;349–351.

［2］李世全 . 秦岭巴山天然药物志［M］. 西安：陕西科学技术出版社,1987 :502–503.

［3］黄泰康 . 丁志遵,赵守训,等 . 现代本草纲目［M］. 北京：中国医药科技出版社,2001 :37.

［4］南京中医药大学 . 中药大辞典［M］.2 版 . 上海：上海科学技术出版社,2006 :428.

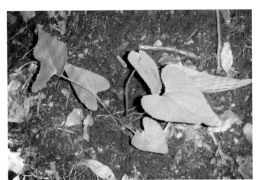
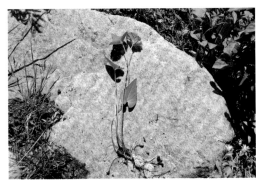

寸节七（大叶堇菜原植物图）

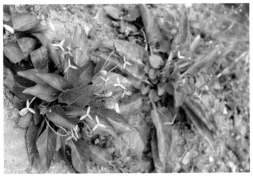

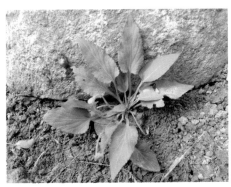
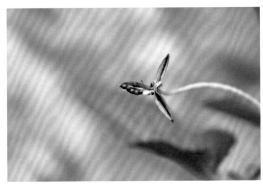

寸节七（球果堇菜原植物图）

【来源】董菜科董菜属植物大叶董菜 *Viola diamantiaca* Nakai 和球果董菜 *Viola collina* Bess. 的全草。

【植物形态】

（1）大叶董菜：多年生草本，无地上茎，有细长的匍匐枝。根状茎稍粗，斜生或横走，节较密，有多数细长的褐色根。基生叶 1 枚，稀 2 或 3 枚，自根状茎的顶端发出；叶片绿色，质地较薄，心形或卵状心形，长 7~9cm，宽 5~7cm，先端具尾状渐尖，基部浅或深心形，边缘具钝齿，齿端有明显的腺体，上面绿色无毛，下面苍绿色，脉上被细毛；叶柄细，长可达 20 余厘米，有翅，通常上部被细毛，下部无毛；托叶离生，淡绿色，干后近膜质，披针形或狭卵状披针形，长约 1cm，先端渐尖，边缘疏生细齿。花大，淡紫董色或苍白色，具长梗；花梗单一，细弱，中部稍上处有 2 枚较小的披针形小苞片；萼片卵状披针形，无毛，基部附属物短；侧瓣长 1.5~1.7cm，里面无须毛，下瓣连距长 1.8~2cm；距较短粗，长约 4mm，末端钝。蒴果表面具紫红色斑点，长约 1.3cm。花果期 5~8 月。

（2）球果董菜：多年生草本，花期高 4~9cm，果期高可达 20cm。根状茎粗而肥厚，具结节，长 2~6cm，黄褐色，垂直或斜生，顶端常具分枝；根多条，淡褐色。叶均基生，呈莲座状；叶片宽卵形或近圆形，长 1~3.5cm，宽 1~3cm，先端钝、锐尖或稀渐尖，基部弯缺浅或深而狭窄，边缘具浅而钝的锯齿，两面密生白色短柔毛，果期叶片显著增大，长可达 8cm，宽约 6cm，基部心形；叶柄具狭翅，被倒生短柔毛，花期长 2~5cm，果期长达 19cm；托叶膜质，披针形，长 1~1.5cm，先端渐尖，基部与叶柄合生，边缘具较稀疏的流苏状细齿。花淡紫色，长约 1.4cm，具长梗，在花梗的中部或中部以上有 2 枚长约 6mm 的小苞片；萼片长圆状披针形或披针形，长 5~6mm，具缘毛和腺体，基部的附属物短而钝；花瓣基部微带白色，上方花瓣及侧方花瓣先端钝圆，侧方花瓣里面有须毛或近无毛；下方花瓣的距白色，较短，长约 3.5mm，平伸而稍向上方弯曲，末端钝；子房被毛，花柱基部膝曲，向上渐增粗，常疏生乳头状凸起，顶部向下方弯曲成钩状喙，喙端具较细的柱头孔。蒴果球形，密被白色柔毛，成熟时果梗通常向下方弯曲，致使果实接近地面。花果期 5~8 月。

【生境】生于海拔 1 400~2 700m 的山地阔叶林林下或林缘腐殖质土层较浅而有一定湿度的岩石上。

【采制】夏末采收，洗净，晒干备用或外用鲜用。

【药材性状】多皱缩成团，深绿色或枯绿色。根茎稍长，主根圆锥形。全株有毛茸，叶基生，湿润展平后，叶片呈心形或近圆形，先端钝或圆，基部稍呈心形，边缘有浅锯齿。花基生，具柄，淡棕紫色，两侧对称。蒴果球形，具毛茸，果柄下弯。气微，味微苦。

【性味】性寒凉，味辛、苦。

【临床应用】

（1）肺痈：寸节七 24g，鱼腥草 15g，宝剑草 60g。水 1 500ml，煎存 500ml，分 4 次调食盐或糖。每隔 2 小时服 1 次，连续 5~7 天。

（2）跌打伤痛：寸节七 9g，小桃儿七 9g，见血飞 9g，大血藤 9g，泽兰根 9g。泡酒服。

（3）跌打损伤，伤在胸背，疼痛不止：鲜寸节七叶 90~120g。捣绞汁，酌加红糖调酒服，连服 2~3 次。

（4）外伤出血：寸节七全草适量。捣烂。敷伤处。

（5）食滞胃痛：寸节七根 9g。煎水，煮肉丸子汤内服。

【禁忌】虚寒性疮疡及疮疡已破溃者禁用。

【参考文献】

［1］李世全.秦岭巴山天然药物志［M］.西安:陕西科学技术出版社,1987:512.

［2］陕西省革命委员会卫生局,商业局.陕西中草药［M］.北京:科学出版社,1971:76.

［3］国家中医药管理局《中华本草》编委会.中华本草:第5册［M］.上海:上海科学技术出版社,1999:456-457.

［4］黄泰康,丁志遵,赵守训,等.现代本草纲目［M］.北京:中国医药科技出版社,2001:108.

［5］郭增军.陕西七药［M］.西安:陕西科学技术出版社,2003:18-20.

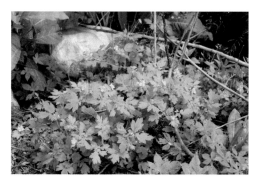 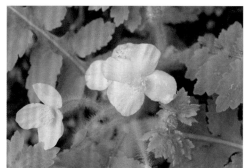

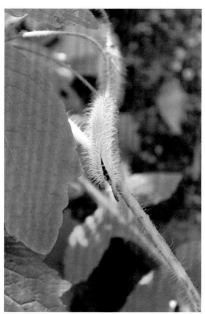

小人血七（白屈菜原植物图）

【来源】罂粟科白屈菜属植物白屈菜 *Chelidonium majus* L. 的全草。

【植物形态】多年生草本，高 30~60（~100）cm。主根粗壮，圆锥形，侧根多，暗褐色。茎聚伞状多分枝，分枝常被短柔毛，节上较密，后变无毛。基生叶少，早凋落，叶片倒卵状长圆形或宽倒卵形，长 8~20cm，羽状全裂，全裂片 2~4 对，倒卵状长圆形，具不规则的深裂或浅裂，裂片边缘圆齿状，表面绿色，无毛，背面具白粉，疏被短柔毛；叶柄长 2~5cm，被柔毛或无毛，基部扩大成鞘；茎生叶叶片长 2~8cm，宽 1~5cm；叶柄长 0.5~1.5cm，其他同基生叶。伞形花序多花；花梗纤细，长 2~8cm，幼时被长柔毛，后变无毛；苞片小，卵形，长 1~2mm。花芽卵圆形，直径 5~8mm；萼片卵圆形，舟状，长 5~8mm，无毛或疏生柔毛，早落；花瓣倒卵形，长约 1cm，全缘，黄色；雄蕊长约 8mm，花丝丝状，黄色，花药长圆形，长约 1mm；子房线形，长约 8mm，绿色，无毛，花柱长约 1mm，柱头 2 裂。蒴果狭圆柱形，长 2~5cm，粗 2~3mm，具通常比果短的柄。种子卵形，长约 1mm 或更小，暗褐色，具光泽及蜂窝状小格。花果期 4~9 月。

【生境】生于海拔 500~1 200m 的荒地、山坡、山谷、林边草地、路旁、沟边。

【采制】夏秋二季开花时采收地上部分，除杂，置通风处干燥，切段备用。

【药材性状】根呈圆柱状多有分枝，密生须根。茎干瘪中空，表面黄绿色，有白粉。质轻易折断；叶互生，多皱缩，破碎，完整者为 1~2 回羽状分裂，裂片近对生，先端钝，边缘具不整齐的缺刻，上表面黄绿色，下表面灰绿色，具白色柔毛，脉上尤多。花瓣 4 片，卵圆形，黄色，雄蕊多数，雌蕊 1 枚。蒴果细圆柱形；种子多数，卵形，细小，黑色。气微，味微苦。

【性味】性温，味苦、辛；有小毒。

【临床应用】

（1）劳伤：小人血七根 3g。嚼服，冷开水送下。

（2）月经不调，痛经：小人血七根 3g。甜酒煎服。

（3）支气管哮喘：小人血七根 210g，枯矾 90g。共研细粉。一日 3 次，每服 3g。

（4）胃痛，久则成癌：小人血七 2.4g，蒲公英 9g，刀豆壳 9g。水煎服。

（5）食管癌：小人血七 10g，半枝莲 10g，藤梨根 30g。加水熬至深黑色，去渣，浓缩，制成糖浆。一次服 10ml，一日 2 次。

（6）肠炎，痢疾：小人血七 12g，叶下珠 30g。水煎服。

（7）黄疸：小人血七 9g，蒲公英 30g，茵陈 30g，臭草根 12g。水煎服。

（8）肝硬化腹水：蒲公英 15g，茵陈 30g，小人血七 3g。水煎。分 2 次服。

（9）皮肤结核：小人血七适量。研末外用。

（10）外科疮肿，毒虫咬伤：鲜小人血七适量。捣烂外敷。

【注意事项】小人血七制剂用于治疗慢性气管炎时，少数病例可有不同程度的口干、头晕、腹泻、腹胀、恶心、白细胞减少。一般不需停药，经 3~4 天可自行消失，尿常规化验、肝肾功能及心电图检查等均未见明显异常影响。

【参考文献】

［1］黄泰康,丁志遵,赵守训,等.现代本草纲目［M］.北京:中国医药科技出版社,2001 :835.

［2］国家中医药管理局《中华本草》编委会.中华本草:第 3 册［M］.上海:上海科学技术出版社,1999 : 616.

［3］郭增军.陕西七药［M］.西安:陕西科学技术出版社,2003 :25.

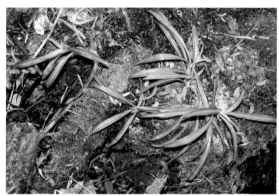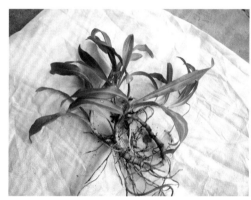

小竹根七（吉祥草原植物图）

【来源】百合科吉祥草属植物吉祥草 *Reineckea carnea*（Andr.）Kunth 的带根全草。

【植物形态】常绿多年生草本。茎粗 2~3mm，蔓延于地面，逐年向前延长或发出新枝，每节上有一残存的叶鞘，顶端的叶簇由于茎的连续生长，有时似长在茎的中部，两叶簇间可相距几厘米至 10 多厘米。叶每簇有 3~8 枚，条形至披针形，长 10~38cm，宽 0.5~3.5cm，先端渐尖，向下渐狭成柄，深绿色。花葶长 5~15cm；穗状花序长 2~6.5cm，上部的花有时仅具雄蕊；苞片长 5~7mm；花芳香，粉红色；裂片矩圆形，长 5~7mm，先端钝，稍肉质；雄蕊短于花柱，花丝丝状，花药近矩圆形，两端微凹，长 2~2.5mm；子房长 3mm，花柱丝状。浆果直径 6~10mm，熟时鲜红色。花果期 7~11 月。

【生境】生于海拔 800~1 300m 的林下阴湿处。

【采制】秋季可采，洗净，除杂，晒干备用或鲜用。

【药材性状】全草黄褐色，根茎细长，节明显，节上有残存的膜质鳞叶，并有少数弯曲卷缩的须伏根，叶皱缩。叶簇生；叶片皱缩，展开后呈线形、卵状披针形或线状披针形全缘，无柄，先端尖或长尖，基部平阔，长 7~30cm，宽 5~28mm，叶脉平行，中脉显著。气微，味苦。

【性味】性凉，味甘。

【临床应用】

（1）喘咳：小竹根七 30g。炖猪肺或肉吃。

（2）吐血，咳血：小竹根七 30g。水煎服。

（3）黄疸：小竹根七 30g。淘米水煎服。

（4）急惊：小竹根七适量。捣汁，加冰片少许。灌下 3 匙。

（5）健忘：小竹根七适量。为末，调酒服方寸匕。

（6）痰湿流注：小竹根七根适量。捣汁半酒杯，和酒冲服，取汗自消，且不生疮毒。

（7）跌打损伤或骨折：小竹根七、水冬瓜根皮、凤仙花各适量。捣绒，加酒炒热，包伤处。

【参考文献】

［1］黄泰康,丁志遵,赵守训,等.现代本草纲目[M].北京:中国医药科技出版社,2001 :928.

［2］国家中医药管理局《中华本草》编委会.中华本草:第 8 册[M].上海:上海科学技术出版社,1999 :150.

［3］徐国钧,何宏贤,徐珞珊,等.中国药材学[M].北京:中国医药科技出版社,1996 :1680.

［4］陕西省革命委员会卫生局,商业局.陕西中草药[M].北京:科学出版社,1971 :930-932.

［5］李世全.秦岭巴山天然药物志[M].西安:陕西科学技术出版社,1987 :591.

［6］孙昌高.药用植物种子手册[M].北京:中国医药科技出版社,1990 :648.

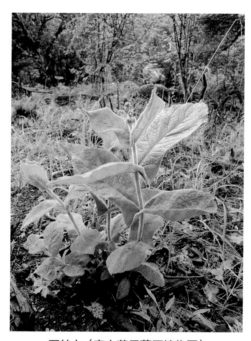

五转七（穿心莛子藨原植物图）

【来源】忍冬科莛子藨属植物穿心莛子藨 *Triosteum himalayanum* Wall. 的带根全草。

【植物形态】多年生草木；茎高 40~60cm，稀开花时顶端有一对分枝，密生刺刚毛和腺毛。叶通常全株 9~10 对，基部连合，倒卵状椭圆形至倒卵状矩圆形，长 8~16cm，宽 5~10cm，顶端急尖或锐尖，上面被长刚毛，下面脉上毛较密，并夹杂腺毛。聚伞花序 2~5 轮在茎顶或有时在分枝上作穗状花序状；萼裂片三角状圆形，被刚毛和腺毛，萼筒与萼裂片间缢缩；花冠黄绿色，筒内紫褐色，长 1.6cm，约为萼长的 3 倍，外有腺毛，筒基部弯曲，一侧膨大成囊；雄蕊着生于花冠筒中部，花丝细长，淡黄色，花药黄色，矩圆形。果实红色，近圆形，直径 10~12cm，冠以由宿存萼齿和缢缩的萼筒组成的短喙，被刚毛和腺毛。

【生境】生于海拔 1 600~3 600m 的林下或高山草地。

【采制】秋季采收，鲜用或切段晒干。

【药材性状】根茎呈结节状或不规则块状。粗短，稍扭曲，表面灰棕色或棕褐色，上端有多数茎基残留。根簇生，多呈圆锥形，长 3~6cm，直径 3~6mm；表面棕褐色，栓皮脱落处呈棕黄色，具纵皱纹，有支根和支根痕。质硬脆，易折断，断面不整齐，皮部较厚，有黄色木心。气微，味微苦。

【性味】性寒，味苦。

【临床应用】

（1）水肿、小便不利：五转七 6~9g。水煎服。

（2）月经不调：五转七 6~9g。水煎服。

（3）劳伤疼痛：五转七 10g，蛇尾七 10g，太白三七 20g。水煎服。

【禁忌】内服此药时，禁忌烟、酒。

【参考文献】

［1］国家中医药管理局《中华本草》编委会.中华本草：第 7 册［M］.上海：上海科学技术出版社，1999：547.

［2］黄泰康，丁志遵，赵守训，等.现代本草纲目［M］.北京：中国医药科技出版社，2001：433.

［3］李世全.秦岭巴山天然药物志［M］.西安：陕西科学技术出版社，1987：536.

［4］陕西省革命委员会卫生局，商业局.陕西中草药［M］.北京：科学出版社，1971：486-488.

［5］张志英，李继瓒，陈彦生.陕西种子植物名录［M］.西安：陕西旅游出版社，2000：98.

［6］张志英.陕西中药名录［M］.西安：陕西科学技术出版社，1989：314.

［7］郭增军.陕西七药［M］.西安：陕西科学技术出版社，2003：59.

［8］中国科学院昆明植物研究所.云南植物志：第五卷［M］.北京：科学出版社，1991：403.

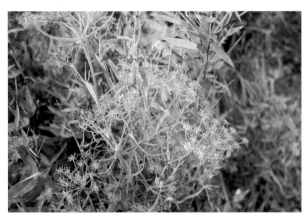

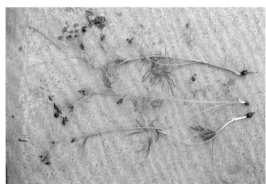
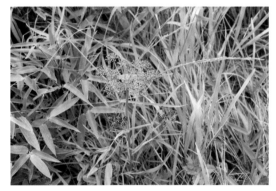

太白三七（宜昌东俄芹原植物图）

【来源】伞形科东俄芹属植物宜昌东俄芹 *Tongoloa dunnii*（de Boiss.）Wolff 的干燥带根全草。

【植物形态】多年生草本，高 50~70cm。根短，褐色。茎直立，有细条纹，疏生分枝。较下部的茎生叶柄长 7~18cm，基部扩大成膜质的叶鞘，叶鞘抱茎，长 1.5~3cm；叶片轮廓近阔三角形，二至三回羽状全裂或三出式二回羽状全裂，第一回羽片有短柄；末回裂片狭线形，长 2~4.5cm，宽 1.5~3mm，全缘，中脉 1 条，边缘增厚；序托叶为一回羽状分裂或呈三出小叶，叶柄呈鞘状，边缘膜质。复伞形花序顶生或侧生，顶生的花序梗较粗壮，侧生的花序梗细弱；无总苞片和小总苞片；伞辐 7~17，长 3~6cm，小伞形花序有花 10~25

朵；萼齿呈卵形或阔卵形，直立；花瓣白色，长椭圆形以至长倒卵形，长 1.2~2mm，宽约 1mm，顶端无内折的小舌片；花丝与花瓣近等长或稍短，花药卵圆形；花柱在幼果时长于花柱基，向外反曲。分生果卵形以至圆心形，长约 1.5mm；主棱明显，果柄短而直。花期 8 月。

【生境】生于海拔 3 200~3 600m 的潮湿草地。

【采制】7~9 月采挖，除去茎叶及泥土，晒干。

【药材性状】根呈圆锥形或圆柱形。长 5~8cm，直径 0.3~1.5cm。表面灰黄色至黄棕色。顶端有根茎痕，周围有瘤状凸起，侧面有断续的纵皱纹及支根痕。质地坚实，断面白色至灰白色，皮部颜色较浅，木部颜色较深，微显放射状纹理。气微，味甘、苦。

【性味】性平，味甘、微苦。

【临床应用】

（1）跌打损伤：太白三七 1.5g，红花 3g，儿茶 3g，芋儿七 3g，地仙桃 3g。水煎服。烧酒或童便为引，每 2 小时服 1~2 盅。

（2）崩漏：太白三七根 3g。口嚼后开水冲服。

（3）风湿腰腿痛：太白三七 90g。研粉，一次 6g，一日 2 次，童便或白酒冲服。

【注意事项】孕妇及月经过多者慎服。

【参考文献】

［1］国家中医药管理局《中华本草》编委会.中华本草：第 5 册［M］.上海：上海科学技术出版社,1999：1034.

［2］黄泰康,丁志遵,赵守训,等.现代本草纲目［M］.北京：中国医药科技出版社,2001：446.

［3］南京中医药大学.中药大辞典：上册［M］.2 版.上海：上海科学技术出版社,2006：536.

［4］陕西省中医研究所革委会.陕西草药［M］.西安：陕西中医研究所.1970：385-388.

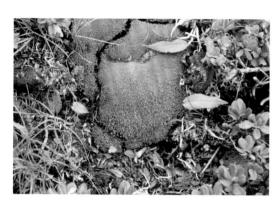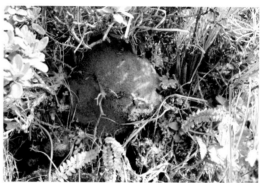

牛毛七（山毛藓原植物图）

【来源】曲尾藓科山毛藓属植物山毛藓 *Oreas martiana*（Hopp. et Hornsch.）Brid. 的全草。

【植物形态】多年生高山藓类。植物体密集，垫状丛生，高 4~10cm，暗绿色带黄棕色。茎直立，纤细，三棱形，叉状分枝，多自次年生殖苞下萌生新枝，形成分层的垫状，被红棕色假根。叶密生，干时卷缩，湿时倾立，挺直，明显内折，叶狭长披针形；边缘全缘，中部略反卷；中肋突出成短尖；叶基部细胞近中肋处长方形，近边缘为短方形，上部细胞圆方形，平滑。雌雄同株。蒴柄黄色，干时直立，湿时弯曲。孢蒴对称，卵圆形，具短台部，有深色纵纹 8 条，干时皱缩；环带有 1~2 列细胞组成；蒴齿披针形，具长尖，不分裂或稍有孔隙，外面具棕色粗纵纹，内面黄色；蒴盖圆盘状，具长喙；蒴帽兜形；孢子红棕色，具粗疣。夏至秋季成熟。

【生境】生于海拔 2 800~3 700m 的高山背阴的岩壁或石隙中。

【采制】四季均可采收，阴干。

【药材性状】本品为数十株密集丛生，呈垫状，暗绿带黄棕色。每株分离湿润后，茎纤细，长可达 10cm，多分枝，分枝基部可见密集的红棕色须状假根。叶密生，干时卷缩，展开后呈卵状披针形，全缘内卷，基部下延呈尖耳状，顶部狭尖，中肋 1 条，先端突出叶尖。有的可见孢蒴，圆卵形，具短台部，有 8 条深色纵皱，蒴盖圆盘状，具长喙，蒴帽兜形。气微，味淡。

【性味】性平，味甘、淡。

【临床应用】

（1）神经衰弱：牛毛七 15g，枣仁 9g，炙远志 6g。煎服。

（2）风湿麻木：牛毛七 15g，络石藤 9g。煎服或泡酒服。

（3）外伤出血：牛毛七适量。晒干，研末外敷。

【参考文献】

［1］陕西省革命委员会卫生局,商业局.陕西中草药［M］.北京:科学出版社,1971 :904-907.

［2］南京中医药大学.中药大辞典:上册［M］.2 版.上海:上海科学技术出版社,2006 :575.

［3］黄泰康,丁志遵,赵守训,等.现代本草纲目［M］.北京:中国医药科技出版社,2001 :505.

［4］张志英.陕西中药名录［M］.西安:陕西科学技术出版社,1989 :22-23.

［5］郭增军.陕西七药［M］.西安:陕西科学技术出版社,2003 :63-64.

［6］国家中医药管理局《中华本草》编委会.中华本草:第 2 册［M］.上海:上海科学技术出版社,1999 :11.

［7］中国科学院西北植物研究所.秦岭植物志:第三卷 苔藓植物门(第一册)［M］.北京:科学出版社,1978 :22.

［8］宋小妹,刘海静.太白七药研究与应用［M］.北京:人民卫生出版社,2011 :57.

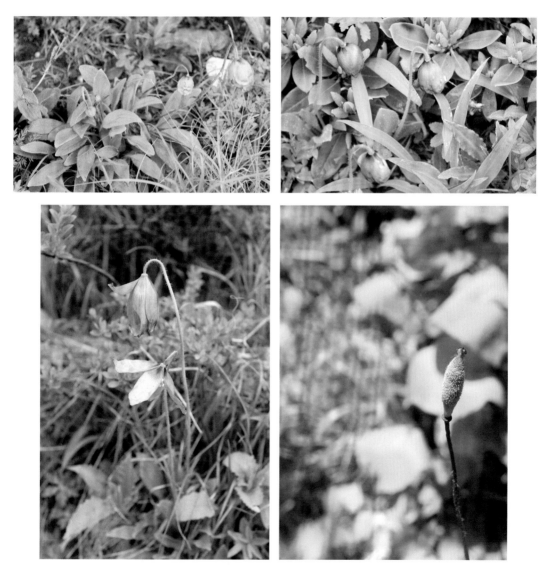

毛果七（五脉绿绒蒿原植物图）

【来源】罂粟科绿绒蒿属植物五脉绿绒蒿 *Meconopsis quintuplinervia* Regel 的全草。

【植物形态】多年生草本，高 30~50cm，基部盖以宿存的叶基，其上密被淡黄色或棕褐色、具多短分枝的硬毛。须根纤维状，细长。叶全部基生，莲座状，叶片倒卵形至披针形，长 2~9cm，宽 1~3cm，先端急尖或钝，基部渐狭并下延入叶柄，边缘全缘，两面密被淡黄色或棕褐色、具多短分枝的硬毛。明显具 3~5 条纵脉；叶柄长 3~6cm。花葶 1~3，具肋，被棕黄色、具分枝且反折的硬毛，上部毛较密。花单生于基生花葶上，下垂。花芽宽卵形；萼片长约 2cm，宽约 1.5cm，外面密被棕黄色、具分枝的硬毛；花瓣 4~6，倒卵形或近圆形，长 3~4cm，宽 2.5~3.7cm，淡蓝色或紫色；花丝丝状，长 1.5~2cm，与花瓣同色或白色，花药长圆形，长 1~1.5mm，淡黄色；子房近球形、卵珠形或长圆形，长 5~8mm，密被棕黄色、具分枝的刚毛，花柱短，长 1~1.5mm，柱头头状，3~6 裂。蒴果椭圆形或长圆状椭圆形，长 1.5~2.5cm，密被紧贴的刚毛，3~6 瓣自顶端微裂。种子狭卵形，长约 3mm，黑褐色，种皮具网纹和皱褶。花果期 6~9 月。

【生境】生于海拔 2 300~3 600m 的高山草地或阴坡灌丛中。

【采制】夏、秋季采收。阴干。

【药材性状】全草长 20~50cm，全体疏被毛茸。根茎短缩，着生多数须根及残存叶柄。根须状，极纤细，干品多脱落，表面棕褐色，有纵皱纹，断面较平坦，黄棕色。无茎。具花葶 1~4，圆柱形，长 20~50cm，直径 0.1~0.3cm，表面黄绿色，具细纵棱，密被倒生黄绿色毛；断面较平坦，呈不规则类多角形，淡黄绿色，内侧有黄白色的小点（维管束）断续排列呈环状，中空。叶基生，有叶基残存；叶片皱缩，完整者展平后呈披针形或倒披针形，长 5.0~12.5cm，宽 0.7~2.8cm，叶端急尖，叶片下延至叶柄基部；全缘叶脉 3~5 条；两面黄绿色或绿褐色，均被黄绿色毛茸。花多脱落，残存者花萼外被黄绿色毛茸，有的脱落；花瓣略呈倒卵形，淡紫色至紫黑色。蒴果长卵球形，长 1~2cm，宽约 1cm，密被金黄色毛茸，柱间宿存，4~6 裂，纵向延长，呈翅状，褐色。种子多数，细小，长 0.5~0.8mm，宽 0.3~0.5mm，略呈长肾形，表面棕褐色至黑褐色，放大镜下可见网纹。质轻，气微，味微苦。

【性味】性温，味甘、微辛。

【临床应用】慢性胆囊炎：毛果七 100g，天竺黄 50g，丁香 30g，肉桂 30g，广木香 50g，藏木香 50g，沉香 40g，葡萄 30g，五灵脂 40g，朱砂 20g，红花 70g，藏红花 10g，熊胆 2g，麝香 0.5g，小伞虎耳草 80g，木香马兜铃 50g，塞北紫堇 70g，波棱瓜子 30g，荜茇 20g，余甘子 100g，山奈 30g，甘草 50g，寒水石（制）70g，甘青青兰 80g，牛黄 0.8g，诃子 100g。水煎服。

【参考文献】

［1］李世全.秦岭巴山天然药物志［M］.西安:陕西科学技术出版社,1987 :542.

［2］中国科学院西北植物研究所.秦岭植物志:第一卷 第二册［M］.北京:科学出版社,1974 :363.

［3］黄泰康,丁志遵,赵守训,等.现代本草纲目［M］.北京:中国医药科技出版社,2001 :539.

［4］江苏省植物研究所,中国医学科学院药物研究所,中国科学院昆明植物研究所.新华本草纲要:第一册
　　［M］.上海:上海科学技术出版社,1988 :24.

［5］郭增军.陕西七药［M］.西安:陕西科学技术出版社,2003 :64-66.

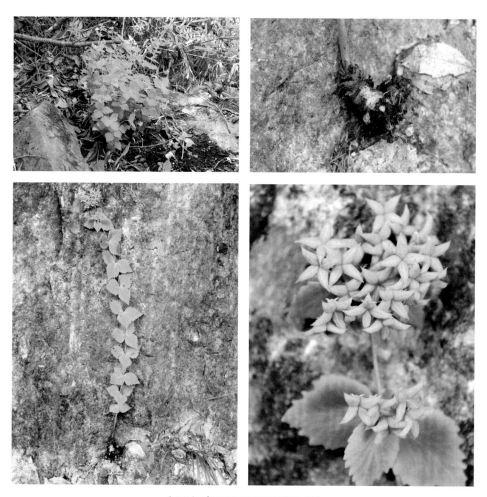

白三七（云南红景天原植物图）

【来源】景天科红景天属植物云南红景天 *Rhodiola yunnanensis*（Franch.）S.H. Fu 的全草。

【植物形态】多年生草本。根茎直立，粗 7~10mm，先端被披针状三角形鳞片。花茎直立，高 30~40cm，不分枝。3 叶轮生，卵状菱形至椭圆状菱形，长 1~3cm，宽 0.8~2cm，先端急尖，基部宽楔形至圆形，边缘有疏锯齿 3~6 个，膜质，干后带黄绿色，无柄。聚伞圆锥花序，高 3~7cm，宽 2~7cm；雌雄异株；萼片 4，线状披针形，长 1mm，花瓣 4，黄绿色，长圆状披针形，长 2mm，宽 1mm；雄蕊 8，长 1.6mm，淡黄绿色；鳞片 4，匙状四方形，长 0.5mm，宽 0.2mm，先端有微缺；雌花心皮 4，黄绿色，长圆状披针形，长 2mm，花柱长 0.5mm 在内。蓇葖上部叉开，呈星芒状。花期 5 月，果期 6~7 月。

【生境】生于海拔 2 000~3 500m 的山坡沟边阴湿岩石上或林中。

【采制】6~8 月采收，鲜用或晒干。

【药材性状】茎圆柱形，长 20~36cm，表面光滑，中空，3 叶轮生，叶片多皱缩破碎，叶展平后呈卵状菱形，有的可见顶生的聚伞圆锥花序，花黄绿色或已结果，果实呈星芒状，无臭，味淡、微涩。

【性味】性平，味辛、甘、涩。

【临床应用】

（1）月经不调，痛经：白三七 10g，大救驾 10g，刺五加 10g。水煎服。

（2）痨伤：白三七 45g。白酒 250ml，浸泡 1 天。一日服 2 次，一次 10ml。

（3）蜂蝎蜇伤：白三七鲜叶适量。捣烂绞出的汁敷于患处。

（4）骨折肿痛：白三七适量，配大接骨丹、小接骨丹、泡桐树根皮适量，共捣外敷（先复位）。

【参考文献】

［1］李世全 . 秦岭巴山天然药物志［M］. 西安：陕西科学技术出版社，1987：575.

［2］张志英 . 陕西中药名录［M］. 西安：陕西科学技术出版社，1989：214.

［3］《华山药物志》编辑委员会 . 华山药物志［M］. 西安：陕西科学技术出版社，1985：145.

［4］黄泰康，丁志遵，赵守训，等 . 现代本草纲目［M］. 北京：中国医药科技出版社，2001：777.

［5］郭增军 . 陕西七药［M］. 西安：陕西科学技术出版社，2003：104.

［6］崔同寅 . 全国重名易混中药鉴别手册［M］. 北京：中国医药科技出版社，1992：330.

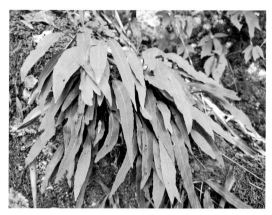

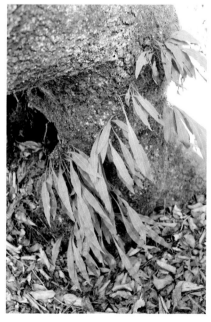
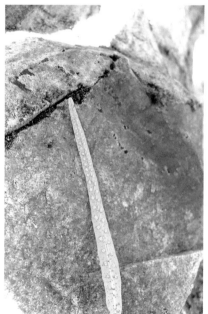

尖刀七（光石韦原植物图）

【来源】水龙骨科石韦属植物光石韦 *Pyrrosia calvata*（Baker）Ching 的带根全草。

【植物形态】植株高 25~70cm。根状茎短粗，横卧，被狭披针形鳞片；鳞片具长尾状渐尖头，边缘具睫毛，棕色，近膜质。叶近生，一型；叶柄长 6~15cm，木质，禾秆色，基部密被鳞片和长臂状的深棕色星状毛，向上疏被星状毛。叶片狭长披针形，长25~60cm，中部最宽达 2~5cm，向两端渐变狭，长尾状渐尖头，基部狭楔形并长下延，全缘，干后硬革质，上面棕色，光滑，有黑色点状斑点，下面淡棕色，幼时被两层星状毛，上层的为长臂状淡棕色，下层的细长卷曲灰白色绒毛状，老时大多数脱落。主脉粗壮，下面圆形隆起，上面略下陷，侧脉通常可见，小脉时隐时现。孢子囊群近圆形，聚生于叶片上半部，成熟时扩张并略汇合，无盖，幼时略被星状毛覆盖。

【生境】生于海拔 400~1 700m 的林下岩石上或树干上，呈鸟窝状。

【采制】全年均可采收。

【药材性状】多扭曲而皱缩。完整叶片呈条状披针形，长 20~60cm，宽 25~40mm，顶端渐尖，基部狭楔形；上面浅棕色，无毛或偶有星状毛和小凹点，下面被灰白色星状毛或近无毛；中脉两面均凸起，侧脉不明显，小脉单一或者二叉。叶柄长 10~15cm，近无毛或疏被星状毛。孢子囊群圆形，布满叶片下面的上半部，无盖，成熟时彼此汇合。革质。气微，味淡。

【性味】性微寒，味苦、微辛。

【临床应用】

（1）尿路结石：尖刀七 15g，金钱草 30g，海金沙 9g。水煎服。

（2）外伤出血：尖刀七适量。晒干，研末外敷。

（3）淋巴结核：尖刀七 30g，蛇霉果 15g。泡酒 500g。每服 10ml，一日 3 次。

【参考文献】

［1］江苏省植物研究所,中国医学科学院药物研究所,中国科学院昆明植物研究所.新华本草纲要:第三册［M］.上海:上海科学技术出版社,1991:715.

［2］江苏新医学院.中药大辞典［M］.上海:上海科学技术出版社,1977:880.

［3］中国科学院西北植物研究所.秦岭植物志:第二卷［M］.北京:科学出版社,1974:188.

［4］郭增军.陕西七药［M］.西安:陕西科学技术出版社,2003:137.

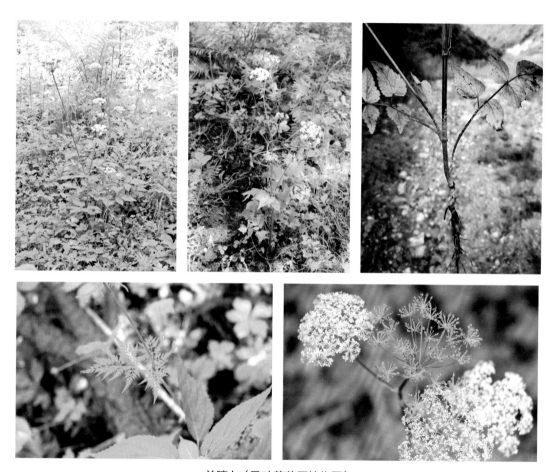

羊膻七（异叶茴芹原植物图）

【来源】伞形科茴芹属植物异叶茴芹 *Pimpinella diversifolia* DC. 的全草。

【植物形态】多年生草本，高 0.3~2m。通常为须根，稀为圆锥状根。茎直立，有条纹，被柔毛，中上部分枝。叶异形，基生叶有长柄，包括叶鞘长 2~13cm；叶片三出分裂，裂片卵圆形，两侧的裂片基部偏斜，顶端裂片基部心形或楔形，长 1.5~4cm，宽 1~3cm，稀不分裂或羽状分裂，纸质；茎中、下部叶片三出分裂或羽状分裂；茎上部叶较小，有短柄或无柄，具叶鞘，叶片羽状分裂或 3 裂，裂片披针形，全部裂片边缘有锯齿。通常无总苞片，稀 1~5，披针形；伞辐 6~15（~30），长 1~4cm；小总苞片 1~8，短于花柄；小伞形花序有花 6~20，花柄不等长；无萼齿；花瓣倒卵形，白色，基部楔形，顶端凹陷，小舌片内折，背面有毛；花柱基圆锥形，花柱长为花柱基的 2~3 倍，幼果期直立，以后向两侧弯曲。幼果卵形，有毛，成熟的果实卵球形，基部心形，近于无毛，果棱线形；每棱槽内油管 2~3，合生面油管 4~6；胚乳腹面平直。花果期 5~10 月。

【生境】生于海拔 600~1 800m 的阴湿山麓路边草丛中，或山坡林下。

【采制】全草入药。秋采集，晒干或鲜用；根在秋后采挖较宜，晒干防蛀。

【药材性状】全草长 40~100cm。根纤细。茎圆柱形，分枝上被柔毛，浅绿色。叶片皱缩，展平后基生叶及茎下部叶常为单叶，卵状心形，有长柄；茎中部以上叶为三出复叶，小叶片卵圆形至披针形，长 4~6cm，宽 1.5~3cm，两侧小叶片基部稍偏斜，边缘均具锯齿，上面青绿色，下面色较浅；茎上部叶片近无柄。用手将枝叶搓碎后嗅之有香气。枝端常见残留复伞形花序，花多已脱落，偶见有卵形果实。气微香，味微辛、苦。

【性味】性微温，味微辛。

【临床应用】临床用于毒蛇咬伤、中暑腹泻等。

（1）毒蛇咬伤：羊膻七鲜全草 30g。水煎服，并捣烂敷患处。

（2）中暑腹痛，吐泻：羊膻七 500g，积雪草 500g，黄毛耳草 500g，樟树根 500g，枫树嫩叶 500g，南五味子根 500g，山鸡椒根（樟科）500g。加水 5 500ml，煮取蒸馏液 2 500ml，每服 30ml。

（3）跌打损伤：羊膻七鲜全草。加白糖、白酒适量捣烂，敷患处；或羊膻七全草 60g，水煎，黄酒冲服。

【禁忌】孕妇及虚寒证忌服。

【参考文献】

[1] 宋小妹，刘海静. 太白七药研究与应用[M].北京:人民卫生出版社,2011 :139.

[2] 国家中医药管理局《中华本草》编委会. 中华本草:第 5 册[M].上海:上海科学技术出版社,1999 : 1016.

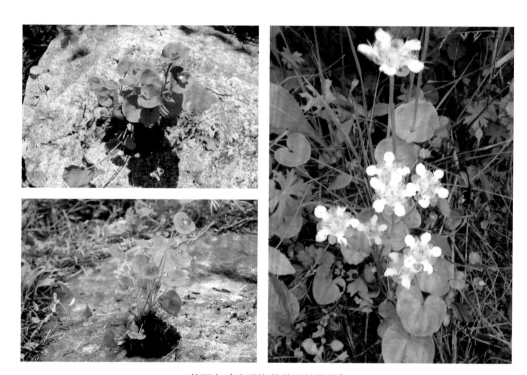

苍耳七（鸡眼梅花草原植物图）

【来源】虎耳草科梅花草属植物鸡眼梅花草 *Parnassia wightiana* Wall. ex wight. et Arn. 的全草。

【植物形态】多年生草本，高 12~35cm。根状茎形状多样，其上部有褐色鳞片，下部有不甚发达纤维状根。基生叶 3~4（~7），具长柄；叶片肾形或近圆形，长 2~4cm，宽 2.5~4.5cm，先端圆，带凸起圆头或急尖头，基部弯缺甚深呈深心形，全缘，上面褐绿色，下面灰绿色，有凸起 5~7（~9）条脉；叶柄长（3~）5~16cm，扁平，两侧有窄膜；托叶膜质，灰白色，边有褐色流苏状毛。茎 1，中部以下或近中部具 1 茎生叶，与基生叶同形，有时较小，有时近等大，偶有比基生叶大者，常在其基部有 2~3 条铁锈色附属物，无柄半抱茎；花单生于茎顶，直径 3~3.5cm；萼筒倒圆锥形；萼片长圆形、卵形或倒卵形，长 6~8mm，宽 4~6mm，先端圆钝，全缘，通常 3~5（~7）条脉，有明显密集褐色小点；花瓣白色，长圆倒卵形或匙状倒卵形，长（1~）1.2~2.5cm，宽6~9mm，先端圆或急尖，基部渐窄成长约5mm之爪，上半部1/3有短而疏流苏状毛，通常有5条紫褐色脉，并密被紫褐色小点；雄蕊5，花丝长短不等，长者可达5.5mm，短的长仅1mm，向基部逐渐加宽，花药椭圆形，顶生，侧裂，药隔连合伸长，呈匕首状，长可达5mm；退化雄蕊5，长3.5~4mm，先端3裂，裂片长1.5~1.8mm，偶达中裂，两侧裂先端微向内弯，渐尖，中间裂片比两侧裂片窄，偶有稍短，先端截形，偶有顶端带球状趋势者；子房上位，顶端压扁球形，花柱长约1.8mm，通常伸出退化雄蕊之外，偶有不伸出者，柱头3裂，裂片倒卵形，花后反折。蒴果3裂；种子多数，褐色，有光泽。花期7~8月，果期9月开始。

【生境】生于海拔900~1 400m的山谷、林下、水沟边湿润处。

【采制】夏秋季采挖，全草入药，秋季采收。洗净、晒干、鲜用。

【药材性状】根茎圆柱形，粗短，直径约6mm，表面灰褐色或棕褐色，有多数须根。茎长20~45cm，直径2~3mm，表面棕黄色，有纵棱，质脆，易折断。基生叶丛生，具长柄，叶片皱缩卷曲，完整者展平后呈肾形，长3~5cm，宽4~7cm，上面棕褐色或绿褐色，下面灰白色。茎生叶1枚，形同基生叶，较小，无柄。花灰白色，生于茎端，有时可见扁卵形。气微，味淡。

【性味】性凉，味淡。

【临床应用】

（1）赤痢，便血：苍耳七20~25g，甘草20~25g，仙鹤草12~15g，半枝莲12~15g，茅草根12~15g。水煎，早晚空腹服用。

（2）久咳成痨：苍耳七6g，鹿衔草6g。炖猪肺服。

（3）铜钱癣：苍耳七30g。在火上稍熏烤片刻，揉搓成团，擦患处。

【参考文献】

[1] 郭增军.陕西七药[M].西安:陕西科学技术出版社,2003:176.

[2] 南京中医药大学.中药大辞典[M].2版.上海:上海科学技术出版社,2006:1488.

[3] 国家中医药管理局《中华本草》编委会.中华本草:第4册[M].上海:上海科学技术出版社,1999:36.

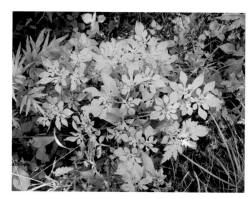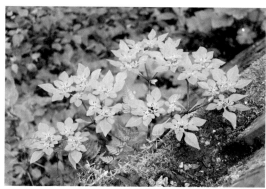

鸡爪七（大苞景天原植物图）

【来源】景天科景天属植物大苞景天 *Sedum oligospermum* Maire 的带根全草。

【植物形态】一年生草本。茎高 15~50cm。叶互生，上部为 3 叶轮生，下部叶常脱落，叶菱状椭圆形，长 3~6cm，宽 1~2cm，两端渐狭、钝，常聚生在花序下，有叶柄，长达 1cm。苞片圆形或稍长，与花略同长。聚伞花序常三歧分枝，每枝有 1~4 花，无梗；萼片 5，宽三角形，长 0.5~0.7mm，有钝头；花瓣 5，黄色，长圆形，长 5~6mm，宽 1~1.5mm，近急尖，中脉不显；雄蕊 10 或 5，较花瓣稍短；鳞片 5，近长方形至长圆状匙形，长 0.7~0.8mm；心皮 5，略叉开，基部 2mm 合生，长 5mm，花柱长。蓇葖有种子 1~2；种子大，纺锤形，长 2~3mm，有微乳头状凸起。花期 6~9 月，果期 8~11 月。

【生境】生于海拔 1 200~2 400m 的山坡林下阴湿处。

【采制】秋季均可采挖，除去杂质，洗净，鲜用或晒干。

【药材性状】干燥的全草，茎呈青绿色，易折断中间空心，叶皱缩，上下均灰绿色，但大多已经脱落。气无，味微苦。

【性味】性平，味苦。

【临床应用】

（1）风火眼，红肿疼痛：鸡爪七 60g。加冰糖，水煎。每日早晚饭前各服 1 次。

（2）急性关节炎：鸡爪七 120g。冰糖少许，水煎服。

（3）荨麻疹：鸡爪七 60~120g，红枣 10 个。水煎服。另取全草 480g，趁热沐浴。

（4）尿路感染：鸡爪七 60g，苎麻根 30g。水煎服。

（5）劳伤：鸡爪七 15g，石泽兰 15g。水煎服。

（6）咳嗽：鸡爪七根 30g，爬地香根 30g，岩莴苣根 30g，石豇豆根 30g，石玉簪根 30g，生姜 30g。水煎服。

【参考文献】

［1］李世全 . 秦岭巴山天然药物志［M］. 西安:陕西科学技术出版社,1987 :629.

［2］郭增军 . 陕西七药［M］. 西安:陕西科学技术出版社,2003 :182.

［3］《全国中草药汇编》编写组 . 全国中草药汇编:下册［M］. 北京:人民卫生出版社,1978 :321.

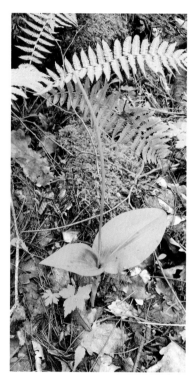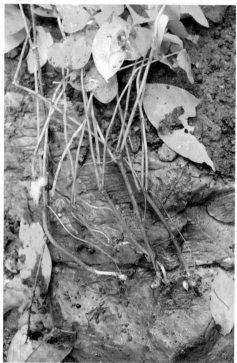

鸡心七（羊耳蒜原植物图）

【来源】兰科羊耳蒜属植物羊耳蒜 *Liparis japonica*（Miq.）Maxim. 的带根全草。

【植物形态】地生草本。假鳞茎卵形，长 5~12mm，直径 3~8mm，外被白色的薄膜质鞘。叶 2 枚，卵形、卵状长圆形或近椭圆形，膜质或草质，长 5~10（~16）cm，宽 2~4（~7）cm，先端急尖或钝，边缘皱波状或近全缘，基部收狭成鞘状柄，无关节；鞘状柄长 3~8cm，初时抱花葶，果期则多少分离。花葶长 12~50cm；花序柄圆柱形，两侧在花期可见狭翅，果期则翅不明显；总状花序具数朵至 10 余朵花；花苞片狭卵形，长 2~3（~5）mm；花梗和子房长 8~10mm；花通常淡绿色，有时可变为粉红色或带紫红色；萼片线状披针形，长 7~9mm，宽 1.5~2mm，先端略钝，具 3 脉；侧萼片稍斜歪；花瓣丝状，长 7~9mm，宽约 0.5mm，具 1 脉；唇瓣近倒卵形，长 6~8mm，宽 4~5mm，先端具短尖，边缘稍有不明显的细齿或近全缘，基部逐渐变狭；蕊柱长 2.5~3.5mm，上端略有翅，基部扩大。蒴果倒卵状长圆形，长 8~13mm，宽 4~6mm；果梗长 5~9mm。花期 6~8 月，果期 9~10 月。

【生境】生于海拔 1 300~2 800m 的常绿阔叶林、松林及灌丛中。

【采制】秋季采挖，鲜用或切段晒干。

【药材性状】假鳞茎卵圆形，外被白色膜质鞘，下端簇生多数须根。基生叶 2 片，相抱对生，具鞘状短柄；叶片革质，棕绿色，多皱折，展平后呈卵形或卵状椭圆形，先端急尖，全缘。花葶细圆柱形，长 10~20cm；总状花序顶生；花疏生，淡黄绿色；有时可见蒴果呈窄长倒卵形。气微，味淡。

【性味】性平，味甘、微酸。

【临床应用】

（1）乳房红肿胀硬痛：鸡心七、黄瓜香、拦路虎适量。捣烂拌酒糟或酒炒热外敷。

（2）无名肿毒：鸡心七适量。捣烂。敷患处。

（3）咳血：鸡心七根茎 30g。泡酒服。

（4）痈肿疔疮：鸡心七 15g。煎服。或同蒲公英煎服，药渣外敷。或另用鸡心七鲜品捣烂敷患处。

（5）麻疹热毒：鲜鸡心七 9g，金银花 9g。水煎，日服 2 次。

（6）白带：鸡心七 30g，仙鹤草 30g，龙葵 30g。炖肉吃。

（7）头痛，牙痛：鸡心七 6g，黄花草 4g，蛆牙草 15g，藁本 9g，长春七 9g，银花 12g。水煎服。

【参考文献】

[1] 李世全.秦岭巴山天然药物志[M].西安:陕西科学技术出版社,1987:733.

[2] 李文瑞,李秋贵.中药别名辞典[M].北京:中国科学技术出版社,1994:392.

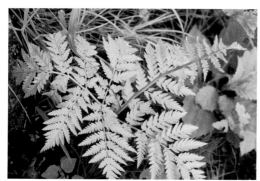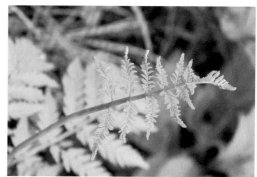

独秧七（阴地蕨原植物图）

【来源】阴地蕨科阴地蕨属植物阴地蕨 *Botrychium ternatum*（Thunb.）Sw. 的全草。

【植物形态】根状茎短而直立，有一簇粗健肉质的根。总叶柄短，长仅 2~4cm，细瘦，淡白色，干后扁平，宽约 2mm。营养叶片的柄细长达 3~8cm，有时更长，宽 2~3mm，光滑无毛；叶片为阔三角形，长通常 8~10cm，宽 10~12cm，短尖头，三回羽状分裂；侧生羽片 3~4 对，几对生或近互生，有柄，下部两对相距不及 2cm，略张开，基部一对最大，几与中部等大，柄长达 2cm，羽片长宽各约 5cm，阔三角形，短尖头，二回羽状；一回小羽片 3~4 对，有柄，几对生，基部下方一片较大，稍下先出，柄长约 1cm，一回羽状；末回小羽片为长卵形至卵形，基部下方一片较大，长 1~1.2cm，略浅裂，有短柄，其余较小，长约 4~6mm，边缘有不整齐的细而尖的锯齿密生。第二对起的羽片渐小，长圆状卵形，长约 4cm（包括柄长约 5mm），宽 2.5cm，下先出，短尖头。叶干后为绿色，厚草质，遍体无毛，表面皱凸不平。叶脉不见。孢子叶有长柄，长 12~25cm，少有更长者，远远超出营养叶之上，孢子囊穗为圆锥状，长 4~10cm，宽 2~3cm，2~3 回羽状，小穗疏松，略张开，无毛。

【生境】生于海拔 400~1 000m 的林下阴湿处。

【采制】10 月至翌年清明前采挖，连根挖取，洗净，晒干。

【药材性状】根茎表面灰褐色至棕褐色，长 0.5~1cm，直径 2~3.5cm。下部簇生多数须根，根长约 5cm，直径约 2mm，具横向皱纹，质脆易折断，断面白色，粉性。总叶柄 2~4cm，基部有干缩褐色的鞘。营养叶柄较孢子叶柄细而短，叶片卷缩，呈黄绿色或灰绿色，展开后呈阔三角形，三回羽裂，侧生羽片 3~4 对，叶脉不明显。孢子囊穗集成圆锥状；孢子囊棕褐色。气微，味微甘而微苦。

【性味】性凉，味甘、苦。

【临床应用】

（1）热咳：独秧七 6~15g。加白萝卜，冰糖，水煎服。或仅用冰糖煎水服。

（2）虚咳：独秧七 6~15g。蒸瘦肉吃。

（3）百日咳：独秧七 15g，石韦 15g，兔耳风 15g。水煎糖服。

（4）肺热咳血：鲜独秧七 30g，鲜凤尾草 30g。水煎调冰糖服。

（5）癫痫：独秧七 9~15g。水煎代茶常饮。

（6）小儿惊风：独秧七 9g。水煎。早晚分服。

（7）疮毒：独秧七 6~9g。水煎服。

（8）颈淋巴结核：独秧七 9g。水煎代茶服。

【参考文献】

［1］陕西省革命委员会卫生局,商业局.陕西中草药［M］.北京:科学出版社,1971 :119.

［2］张志英.陕西中药名录［M］.西安:陕西科学技术出版社,1989 :28-29.

［3］丁恒山.中国药用孢子植物［M］.上海:上海科学技术出版社,1982 :28-29.

［4］江苏新医学院.中药大辞典:上册［M］.上海:上海科学技术出版社,1977 :980.

［5］《全国中草药汇编》编写组.全国中草药汇编:上册［M］.北京:人民卫生出版社,1975 :353.

［6］中国医学科学院药用植物资源开发研究所.中药志:第四册［M］.北京:人民卫生出版社,1988 :384-387.

［7］李世全.秦岭巴山天然药物志［M］.西安:陕西科学技术出版社,1987 :601.

［8］中国科学院植物研究所,中国科学院西北植物研究所.秦岭植物志:第 2 卷 蕨类植物门［M］.北京:科学出版社,1974 :29.

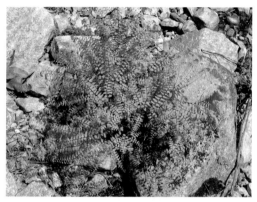

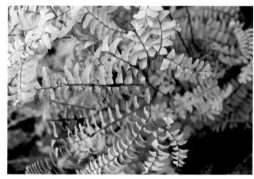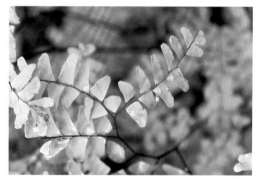

铁丝七（掌叶铁线蕨原植物图）

【来源】铁线蕨科铁线蕨属植物掌叶铁线蕨 *Adiantum pedatum* L. sp. 的全草。

【植物形态】植株高 40~60cm。根状茎直立或横卧，被褐棕色阔披针形鳞片。叶簇生或近生；柄长 20~40cm，栗色或棕色，基部粗可达 3.5mm，被和根茎有相同的鳞片，向上光滑，有光泽；叶片阔扇形，长可达 30cm，宽可达 40cm，从叶柄的顶部二叉成左右两个弯弓形的分枝，再从每个分枝的上侧生出 4~6 片一回羽状的线状披针形羽片，各回羽片相距 1~2cm，中央羽片最长，可达 28cm，侧生羽片向外略缩短，宽 2.5~3.5cm，奇数一回羽状；小羽片 20~30 对，互生，斜展，具短柄（长 1~2.5cm），相距 5~10mm，彼此接近，中部对开式的小羽片较大，长可达 2cm，宽约 6mm，长三角形，先端圆钝，基部为不对称的楔形，内缘及下缘直而全缘，先端波状或具钝齿，上缘深裂达 1/2；裂片方形，彼此密接，全缘而中央凹陷或具波状圆齿；基部小羽片略小，扇形或半圆，有较长的柄；顶部小羽片与中部小羽片同形而渐变小；顶生小羽片扇形，中部深裂，两侧浅裂，与其下的侧生羽片同大或稍大；各侧生羽片上的小羽片与中央羽片上的同形。叶脉多回二歧分叉，直达边缘，两面均明显。叶干后草质，草绿色，下面带灰白色，两面均无毛；叶轴、各回羽轴和小羽片均为栗红色，有光泽，光滑。孢子囊群每小羽片 4~6 枚，横生于裂片先端的浅缺刻内；囊群盖长圆形或肾形，淡灰绿色或褐色，膜质，全缘，宿存。孢子具明显的细颗粒状纹饰，处理后常保存。

【生境】生于海拔 1 000~3 000m 的山地林下溪沟边。

【采制】全年均可采收，洗净，鲜用或晒干备用。

【药材性状】根茎褐色或棕褐色，粗短，被褐色膜质鳞片；叶柄栗红色或黑紫色，具光泽。叶片二叉分枝，成掌状，羽片单生于主枝上侧，羽状分裂，小羽片近三角形，基部楔形，上缘浅圆裂。孢子囊群盖肾形或矩圆形。味淡。

【性味】性微寒，味苦。

【临床应用】

（1）肺热咳嗽：铁丝七 30g。水煎。加冰糖少许，即服。

（2）黄疸：铁丝七 30g。水煎服。

（3）淋症：铁丝七 6g，金刷把 6g，木通 3g，丹参叶子 1.5g。水煎服。

（4）尿路感染，尿路结石：铁丝七干品 60g。水煎服。

（5）疮疖，烫火伤，蛇咬伤，跌打损伤：铁丝七适量。研末。调涂患处。

（6）淋巴结核：铁丝七 50g（或鲜草 100g）。加猪肉 150g，同煮烂。服药汁及食猪肉，一日 1 剂。

（7）痢疾：鲜铁丝七 30g。洗净捣烂，加冷开水擂汁，调入白糖服用。一日服 1~2 剂。

【参考文献】

［1］李世全.秦岭巴山天然药物志［M］.西安:陕西科学技术出版社,1987 :740.

［2］国家中医药管理局《中华本草》编委会.中华本草:第 2 册［M］.上海:上海科学技术出版社,1999 : 141–142.

［3］郭增军.陕西七药［M］.西安:陕西科学技术出版社,2003 :281–282.

［4］陕西省革命委员会卫生局,商业局.陕西中草药［M］.北京:科学出版社,1971 :488–489.

［5］张志英.陕西中药名录［M］.西安:陕西科学技术出版社,1989 :33.

［6］丁恒山.中国药用孢子植物［M］.上海:上海科学技术出版社,1982 :324–325.

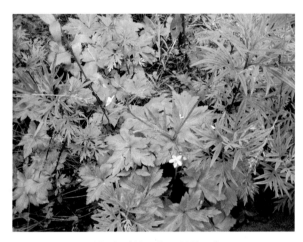

胯裆七（草玉梅原植物图）

【来源】毛茛科银莲花属植物草玉梅 *Anemone rivularis* Buch.–Ham. 及其变种小花草玉梅 *Anemone rivularis* Buch.–Ham. var. *floreminore* Maxim. 的带根全草。

【植物形态】

（1）草玉梅：多年生草本，植株高（10~）15~65cm。根状茎木质，垂直或稍斜，粗 0.8~1.4cm。基生叶 3~5，有长柄；叶片肾状五角形，长（1.6~）2.5~7.5cm，宽（2~）4.5~14cm，三全裂，中全裂片宽菱形或菱状卵形，有时宽卵形，宽（0.7~）2.2~7cm，三深裂，深裂片上部有少数小裂片和牙齿，侧全裂片不等二深裂，两面都有糙伏毛；叶柄长（3~）5~22cm，有白色柔毛，基部有短鞘。花葶 1（~3），直立；聚伞花序长（4~）10~30cm，（1~）2~3 回分枝；苞片 3（~4），有柄，近等大，长（2.2~）3.2~9cm，似基生叶，宽菱形，三裂近基部，一回裂片多少细裂，柄扁平，膜质，长 0.7~1.5cm，宽 4~6mm；花直径（1.3~）2~3cm；萼片（6~）7~8（~10），白色，倒卵形或椭圆状倒卵形，长（0.6~）0.9~1.4cm，宽（3.5~）5~10mm，外面有疏柔毛，顶端密被短柔毛；雄蕊长约为萼片之半，花药椭圆形，花丝丝形；心皮 30~60，无毛，子房狭长圆形，有拳卷的花柱。瘦果狭卵球形，稍扁，长 7~8mm，宿存花柱钩状弯曲。5~8 月开花。

（2）小花草玉梅：与草玉梅的区别是苞片的深裂片通常不分裂，披针形至披针状线形；花较小，直径 11.8cm；萼片 5（~6），狭椭圆形或倒卵状狭椭圆形，长 6~9mm，宽 2.5~4mm。植株常粗壮，高 42~125cm。

【生境】生于海拔 900~3 000m 的山地草坡、小溪或湖边。

【采制】夏季采全草，秋季挖根，除去杂质，洗净、晒干备用。

【药材性状】

（1）草玉梅：根长圆柱形或类长圆锥形，稍弯曲，有的扭曲或分枝，长 5~12cm，直径 2~3cm。表面黑褐色或棕褐色，粗糙，具不规则的裂纹及皱纹。根头部略膨大，有残留的叶基、茎痕及灰白色绒毛，并布许多呈纤维状的叶迹维管束及纤维束。质硬而脆，易折断，断面不整齐，黄绿色。气微，味微苦。

（2）小花草玉梅：根较上者粗壮，圆锥形，长可达 20cm 左右，近尾端有分枝。

【性味】性寒，味辛、苦；有小毒。

【临床应用】

（1）扁桃体炎、喉炎：胯裆七根 3g。捣烂含于口内，同时含一口酒，15 分钟后吐出，一日含 2 次，小儿酌减。

（2）痰咳，结气，瘰核肿硬如桃李、未破、绕项生者：胯裆七 6g，小九牯牛 3g，紫夏枯草 3g，威灵仙 1.5g，白头翁 3g。好酒 1kg 泡。每晚炖热服 3 杯，21 日愈，核自消散。

（3）无名肿毒：胯裆七根适量。炕干研末。醋调搽患处。

（4）疟疾：胯裆七 9g，斑庄根 6g，搜山虎 3g。水酒各半煎服。

（5）黄疸型肝炎：胯裆七根 9g，青叶胆 12g，黄鳝藤 12g。水煎服。

（6）肝硬化，慢性肝炎：胯裆七根 9g。红糖适量煎服。

（7）风湿关节痛：胯裆七根 15g，贯众 15g，大鹅儿肠根 15g，臭山羊根 15g。泡酒 500g。一次服 30g，一日 2 次。

（8）胃痛：胯裆七根 60g。泡酒 500g，浸泡 1 星期。一次服 5ml，一日 3 次。或用根 9g，煎汤服。

【注意事项】本品对皮肤刺激性大，接触时间过长，可致发泡。

【参考文献】

［1］国家中医药管理局《中华本草》编委会.中华本草:第 3 册［M］.上海:上海科学技术出版社,1999:164-166.

［2］张贵君.现代中药材商品通鉴［M］.北京:中国中医药出版社,2001:531-533.

［3］郭增军.陕西七药［M］.西安:陕西科学技术出版社,2003:297-299.

［4］李世全.秦岭巴山天然药物志［M］.西安:陕西科学技术出版社,1987:675.

［5］钱信忠.中国本草彩色图鉴:草药篇 第 1 卷［M］.北京:人民卫生出版社,2003:329.

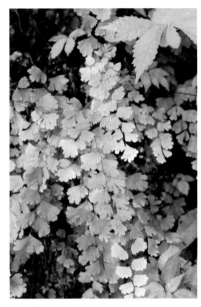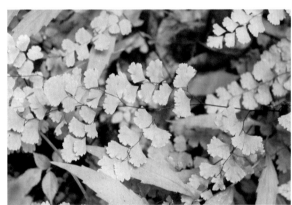

猪毛七（铁线蕨原植物图）

【来源】铁线蕨科铁线蕨属植物铁线蕨 *Adiantum capillus-veneris* L. 的全草。

【植物形态】植株高 15~40cm。根状茎细长横走，密被棕色披针形鳞片。叶远生或近生；柄长 5~20cm，粗约 1mm，纤细，栗黑色，有光泽，基部被与根状茎上同样的鳞片，向上光滑，叶片卵状三角形，长 10~25cm，宽 8~16cm，尖头，基部楔形，中部以下多为二回羽状，中部以上为一回奇数羽状；羽片 3~5 对，互生，斜向上，有柄（长可达 1.5cm），基部一对较大，长 4.5~9cm，宽 2.5~4cm，长圆状卵形，圆钝头，一回（少二回）奇数羽状，侧生末回小羽片 2~4 对，互生，斜向上，相距 6~15mm，大小几相等或基部一对略大，对称或不对称的斜扇形或近斜方形，长 1.2~2cm，宽 1~1.5cm，上缘圆形，具 2~4 浅裂或深裂成条状的裂片，不育裂片先端钝圆形，具阔三角形的小锯齿或具啮蚀状的小齿，能育裂片先端截形、直或略下陷，全缘或两侧具有啮蚀状的小齿，两侧全缘，基部渐狭成偏斜的阔楔形，具纤细栗黑色的短柄（长 1~2mm），顶生小羽片扇形，基部为狭楔形，往往大于其下的侧生小羽片，柄可达 1cm；第二对羽片距基部一对 2.5~5cm，向上各对均与基部一对羽片同形而渐变小。叶脉多回二歧分叉，直达边缘，两面均明显。叶干后薄草质，草绿色或褐绿色，两面均无毛；叶轴、各回羽轴和小羽柄均与叶柄同色，往往略向左右曲折。孢子囊群每羽片 3~10 枚，横生于能育的末回小羽片的上缘；囊群盖长形、长肾形或圆肾形，上缘平直，淡黄绿色，老时棕色，膜质，全缘，宿存。孢子周壁具粗颗粒状纹饰，处理后常保存。

【生境】生于海拔 1 000~2 800m 的溪边岩缝或屋旁、墙基。

【采制】7~11 月采收，鲜用或晒干备用。

【药材性状】干燥全草长 15~40cm。根茎横长，黄褐色，密被棕色披针形鳞片及较疏纤细须根。叶近生；一至三回羽状复叶，叶柄长 9~15cm，棕褐色，稍有光泽；羽片及小羽片均为互生，微皱缩，展平后呈斜扇形或斜方形，长 1~2cm，宽近于长，灰绿色或棕黄色，先端 3~5 浅裂，裂片边缘有细齿，基部宽楔形，叶脉细；羽片及小叶片均有细柄。孢子囊群矩圆形，着生小羽片上部边缘。气微，味淡。

【性味】性凉，味甘、微苦。

【临床应用】

（1）流感发热：猪毛七 60g，鸭舌草 30g，黄芩 15g，生石膏 30g。水煎。一日 3 次分服。

（2）肺热咳嗽，咯血：猪毛七 30g，芦茎 30g，鱼腥草 30g，白茅根 30g。水煎服。

（3）石淋，血淋：猪毛七 15g，海金沙 15g，铁丝纽 15g。水煎服。

（4）乳痈：猪毛七 12g，桂花 12g，蒲公英 30g。水煎服。

（5）瘰疬：猪毛七全草 9~30g。水煎服。

（6）风湿性关节酸痛：猪毛七鲜全草 30g。浸酒 500g。一次 1 小杯（约 60g），温服。

（7）尿道感染及结石：猪毛七 9~15g。水煎服。

（8）皮肤瘙痒及疮疖湿疹：鲜猪毛七 60g。煎汤洗。

【参考文献】

[1] 国家中医药管理局《中华本草》编委会. 中华本草：第 2 册 [M]. 上海：上海科学技术出版社，1999：134.

[2] 黄泰康，丁志遵，赵守训，等. 现代本草纲目 [M]. 北京：中国医药科技出版社，2001：2622.

[3] 南京中医药大学. 中药大辞典：下册 [M].2 版. 上海：上海科学技术出版社，2006：3076.

[4] 李世全. 秦岭巴山天然药物志 [M]. 西安：陕西科学技术出版社，1987：717.

[5] 郭增军. 陕西七药 [M]. 西安：陕西科学技术出版社，2003：323-326.

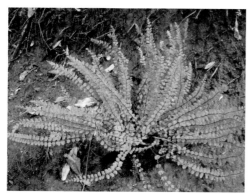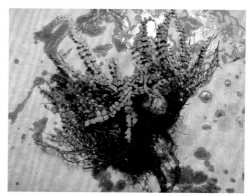

猪鬃七（铁角蕨原植物图）

【来源】铁角蕨科铁角蕨属植物铁角蕨 *Asplenium trichomanes* L. sp. 的全草。

【植物形态】植株高 10~30cm。根状茎短而直立，粗约 2mm，密被鳞片；鳞片线状披针形，长 3~4mm，基部宽约 0.5mm，厚膜质，黑色，有光泽，略带虹色，全缘。叶多数，密集簇生；叶柄长 2~8cm，粗约 1mm，栗褐色，有光泽，基部密被与根状茎上同样的鳞片，向上光滑，上面有 1 条阔纵沟，两边有棕色的膜质全缘狭翅，下面圆形，质脆，通常叶片脱落而柄宿存；叶片长线形，长 10~25cm，中部宽 9~16mm，长渐尖头，基部略变狭，一回羽状；羽片约 20~30 对，基部的对生，向上对生或互生，平展，近无柄，中部羽片同大，长 3.5~6（~9）mm，中部宽 2~4（~5）mm，椭圆形或卵形，圆头，有钝齿牙，基部为近对称或不对称的圆楔形，上侧较大，偶或有小耳状凸起，全缘，两侧边缘有小圆齿；中部各对羽片相距 4~8mm，彼此疏离，下部羽片向下逐渐远离并缩小，形状多种，卵形、圆形、扇形、三角形或耳形。叶脉羽状，纤细，两面均不明显，小脉极斜向上，二叉，偶有单一，羽片基部上侧一脉常为二回二叉，不达叶边。叶纸质，干后草绿色、棕绿色或棕色；叶轴栗褐色，有光泽，光滑，上面有平阔纵沟，两侧有棕色的膜质全缘狭翅，下面圆形。孢子囊群阔线形，长 1~3.5mm，黄棕色，极斜向上，通常生于上侧小脉，每羽片有 4~8 枚，位于主脉与叶边之间，不达叶边；囊群盖阔线形，灰白色，后变棕色，膜质，全缘，开向主脉，宿存。

【生境】生于海拔 1 100~2 600m 的密林下、山谷石岩上。

【采制】全年均可采收，鲜用或晒干备用。

【药材性状】全草长约 20cm，根茎短，被有多数黑褐色鳞片，下部丛生极纤细的须根。叶簇生；叶柄与叶轴呈细长扁圆柱形，直径约 1mm，栗褐色而显光泽，有纵沟，上面两侧常可见全缘的膜质狭翅，质脆，易折断，断面常中空；叶片条状披针形，长约 15cm，小羽片黄棕色，多已皱缩破碎，完整者展开后呈卵形或扇状椭圆形，两侧边缘有小钝齿，背面可见孢子囊群，气无，味淡。

【性味】性凉，味淡。

【临床应用】

（1）小儿高热惊风：猪鬃七 30g，钩藤 15g，僵蚕 6g。水煎服。

（2）咳嗽：猪鬃七全草 10g。加冰糖 30g，水煎服。

（3）咯血：猪鬃七全草 30g。水煎服。

（4）痢疾：猪鬃七全草 9~15g。水煎服。

（5）月经不调：猪鬃七 30g，鸡蛋 3 个。煮熟去渣，食蛋。

（6）白带：猪鬃七 15g，石霜 9g，凤尾七 9g，盘龙七 9g，黑豆 6~15g（捣碎）。水煎服。

（7）急性眼结膜炎：猪鬃七 15g。煎服。

（8）烫伤：猪鬃七叶，芭蕉叶适量。捣烂，敷患处。

【参考文献】

［1］国家中医药管理局《中华本草》编委会 . 中华本草：第 2 册［M］. 上海：上海科学技术出版社，1999：173-174.

［2］李世全 . 秦岭巴山天然药物志［M］. 西安：陕西科学技术出版社，1987：716.

［3］郭增军 . 陕西七药［M］. 西安：陕西科学技术出版社，2003：326-328.

［4］陕西省革命委员会卫生局，商业局 . 陕西中草药［M］. 北京：科学出版社，1971：453-454.

［5］张志英 . 陕西中药名录［M］. 西安：陕西科学技术出版社，1989：36.

［6］贾敏如，李星炜 . 中国民族药志要［M］. 北京：中国医药科技出版社，2005：75.

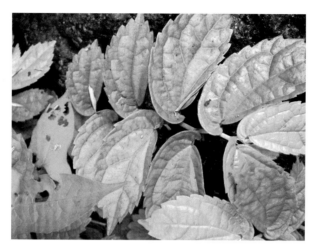

麻杆七（楼梯草原植物图）

【来源】荨麻科楼梯草属植物楼梯草 *Elatostema involucratum* Franch. et Sav. 的全草。

【植物形态】多年生草本。茎肉质，高 25~60cm，不分枝或有 1 分枝，无毛，稀上部有疏柔毛。叶无柄或近无柄；叶片草质，斜倒披针状长圆形或斜长圆形，有时稍镰状弯曲，长 4.5~16（~19）cm，宽 2.2~4.5（~6）cm，顶端骤尖（骤尖部分全缘），基部在狭侧楔形，在宽侧圆形或浅心形，边缘在基部之上有较多牙齿，上面有少数短糙伏毛，下面无毛或沿脉有短毛，钟乳体明显，密，长 0.3~0.4mm，叶脉羽状，侧脉每侧 5~8 条；托叶狭条形或狭三角形，长 3~5mm，无毛。花序雌雄同株或异株。雄花序有梗，直径 3~9mm；花序梗长（4~）7~20（~32）mm，无毛或稀有短毛；花序托不明显，稀明显；苞片少数，狭卵形或卵形，长约 2mm；小苞片条形，长约 1.5mm。雄花有梗：花被片 5，椭圆形，长约 1.8mm，下部合生，顶端之下有不明显凸起；雄蕊 5。雌花序具极短梗，直径 1.5~4（~13）mm；花序托通常很小，周围有卵形苞片；小苞片条形，长约 0.8mm，有睫毛。瘦果卵球形，长约 0.8mm，有少数不明显纵肋。花期 5~10 月。

【生境】生于海拔 600~2 100m 的山谷沟边石上、林中或灌丛中。

【采制】春、夏、秋季采割，洗净，切碎，鲜用或晒干。

【药材性状】茎长约 40cm。叶皱缩，展平后斜长椭圆形，先端尖锐，带尾状，基部斜，半圆形，边缘中部以上有粗锯齿。聚伞花序常集成头状；雄花 1~10 朵簇生，花序有柄；雌花 8~12 朵簇生，无柄。瘦果卵形，细小。气微，味微苦。

【性味】性微寒，味微苦。

【临床应用】

（1）骨折：麻杆七与小马蹄草等份。捣烂，加酒糟炒热包伤处，一日 1 换。

（2）水肿：麻杆七 6g，商陆 6g，钩藤 6g，白茅根 6g，夏枯草 6g。水煎服。

（3）黄疸：麻杆七干品 22g。煮鸡蛋 2 枚，兑甜酒服。

（4）无名肿毒：麻杆七适量。和甜酒捣烂敷患处。

（5）红白痢疾：麻杆七（生用）15g。捣烂泡酒，兑淘米水服，一次服一杯，一日 3 次。

（6）风湿疼痛：麻杆七适量。捣烂兑烧酒揉擦患处，每日早晚揉擦 1 次。

【禁忌】孕妇忌服。

【参考文献】

［1］李世全.秦岭巴山天然药物志［M］.西安:陕西科学技术出版社,1987 :510.

［2］郭增军.陕西七药［M］.西安:陕西科学技术出版社,2003 :338.

［3］中国科学院《中国植物志》编委会.中国植物志:第 23 卷第 2 分册［M］.北京:科学出版社,1995 :258.

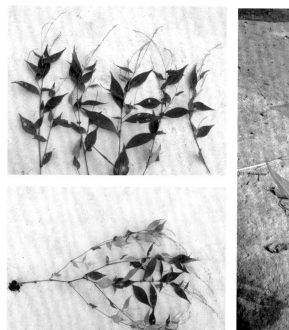
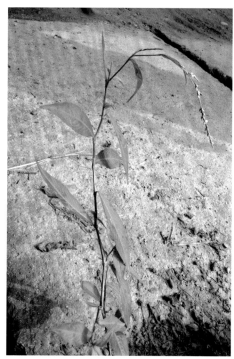

蓼子七（金线草原植物图）

【来源】蓼科金线草属植物金线草 *Antenoron filiforme*（Thunb.）Roberty et Vautier 的带根全草。

【植物形态】多年生草本。根状茎粗壮。茎直立，高 50~80cm，具糙伏毛，有纵沟，节部膨大。叶椭圆形或长椭圆形，长 6~15cm，宽 4~8cm，顶端短渐尖或急尖，基部楔形，全缘，两面均具糙伏毛；叶柄长 1~1.5cm，具糙伏毛；托叶鞘筒状，膜质，褐色，长 5~10mm，具短缘毛。总状花序呈穗状，通常数个，顶生或腋生，花序轴延伸，花排列稀疏；花梗长 3~4mm；苞片漏斗状，绿色，边缘膜质，具缘毛；花被 4 深裂，红色，花被片卵形，果时稍增大；雄蕊 5；花柱 2，果时伸长，硬化，长 3.5~4mm，顶端呈钩状，宿存，伸出花被之外。瘦果卵形，双凸镜状，褐色，有光泽，长约 3mm，包于宿存花被内。花期 7~8 月，果期 9~10 月。

【生境】生于海拔 1 300~2 700m 的山坡林缘、山谷路旁。

【采制】秋季采挖。除去茎、叶、泥沙等杂质，洗净，润透，切片，晒干。

【药材性状】根茎呈不规则结节状条块，长 2~15cm，节部略膨大，表面红褐色，有细纵皱纹，并具众多根痕及须根，顶端有茎痕或茎残基。质坚硬，不易折断，断面不平坦，粉红色，髓部色稍深。茎圆柱形，不分枝或上部分枝，有长糙伏毛。叶多卷曲，具柄；叶片展开后呈宽卵形或椭圆形，先端短渐尖或急尖，基部楔形或近圆形；托叶鞘膜质，筒状，先端截形，有条纹，叶的两面及托叶鞘均被长糙伏毛。气微，微涩、微苦。

【性味】性温，味辛、苦；有小毒。

【临床应用】

（1）月经不调，痛经，闭经：蓼子七与红毛七、对经草等同用。

（2）产后腹痛：蓼子七 10g，益母草 10g，老君须 10g。黄酒、水各半煎服。

（3）胃痛：蓼子七 10g，太白米 3g。研末。一次 3g，一日 2 次，开水冲服。

（4）腰痛：蓼子七与尸儿七、铁扁担等配伍使用。

（5）跌打损伤，骨折：蓼子七 30g。水与黄酒各半煎服，并以鲜品加甜酒、红糖各适量，捣烂，骨折复位后外敷。

（6）瘰疬，痈肿，毒蛇咬伤：蓼子七与灯台七、一枝蒿等配伍使用。

（7）肺痨咯血，痢疾等出血症：蓼子七与一口血、秤杆七等同用。

【禁忌】孕妇忌服。

【参考文献】

［1］宋小妹,王薇.太白七药原色图鉴［M］.上海:上海科学技术出版社,2012 :236.

［2］宝鸡市卫生局.太白山本草志［M］.西安:陕西科学技术出版社,1993 :445.

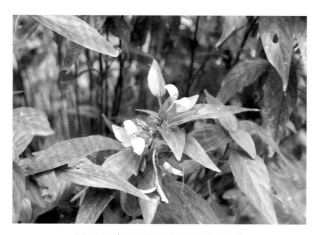

辣子七（九头狮子七草原植物图）

【来源】爵床科观音草属植物九头狮子草 Peristrophe japonica（Thunb.）Bremek. 的全草。

【植物形态】草本，高 20~50cm。叶卵状矩圆形，长 5~12cm，宽 2.5~4cm，顶端渐尖或尾尖，基部钝或急尖。花序顶生或腋生于上部叶腋，由 2~8（10）聚伞花序组成，每个聚伞花序下托以 2 枚总苞状苞片，一大一小，卵形，几倒卵形，长 1.5~2.5cm，宽 5~12mm，顶端急尖，基部宽楔形或平截，全缘，近无毛，羽脉明显，内有 1 至少数花；花萼裂片 5，钻形，长约 3mm；花冠粉红色至微紫色，长 2.5~3cm，外疏生短柔毛，2 唇形，下唇 3 裂；雄蕊 2，花丝细长，伸出，花药被长硬毛，2 室叠生，一上一下，线形纵裂。蒴果长 1~1.2cm，疏生短柔毛，开裂时胎座不弹起，上部具 4 粒种子，下部实心；种子有小疣状凸起。

【生境】生于海拔 2 800~3 700m 的山坡林下、路边、溪边阴湿处。

【采制】夏、秋季采收，鲜用或晒干。

【药材性状】全草长 20~50cm，茎方形，深绿色，节膨大。叶卵状矩圆形，长 3~7cm，先端渐尖，基部渐狭，全缘。可见花序或果序。气微，味苦。

【性味】性凉，味微涩、微苦。

【临床应用】

（1）肺热咳嗽：鲜辣子七 30g。加冰糖适量，水煎服。

（2）肺炎：鲜辣子七 60~90g。捣烂绞汁，调少许食盐服。

（3）小儿惊风：①辣子七 6g，白风藤 6g，金钩藤 6g，防风 3g，朱砂 0.6g，麝香 0.15g。将朱砂与麝香置于杯中，另将前四味药熬水，药水混合朱砂、麝香，三次服完。②辣子七 15g。捣绒兑米水服。

（4）小儿吐奶并泄青：辣子七 15g（根叶并用）。煎水服。

（5）男子尿结：辣子七 15g，黑竹根 15g，大种鹅儿肠 15g，木通 15g，淮知母 15g。加酒 360ml 蒸，早晚各服 60ml，第二次用 250ml 酒蒸，第三次用 180ml 酒蒸。

（6）咽喉肿痛：鲜辣子七 60g。水煎，或捣烂绞汁 1~2 两，调蜜服。

（7）痔疮：辣子七 60g，槐树根 60g，折耳根 60g。炖猪大肠头，吃 5 次。

（8）蛇咬伤：鲜辣子七，半枝莲，紫花地丁等量适量。三种药草加盐卤捣烂，涂敷于咬伤部位。

（9）黑泡疔：辣子七茎叶适量。捣烂，涂敷。

（10）白带，经漏：辣子七 120g。炖猪肉吃。

【参考文献】

［1］郭增军．陕西七药［M］．西安：陕西科学技术出版社，2003：369．

［2］谢宗万，余友芩．全国中草药名鉴：下册［M］．北京：人民卫生出版社，1996：890．

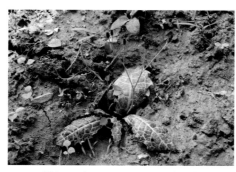

蝙蝠七（少头风毛菊原植物图）

【来源】菊科风毛菊属植物少头风毛菊 *Saussurea oligocephala*（Ling）Ling 的全草。

【植物形态】多年生草本，高 10~60cm。根状茎斜升，为残存叶柄所覆盖。茎直立，纤细，单生，上部有分枝，被稀疏的蛛丝毛，后变无毛。基生叶有叶柄，叶片薄纸质，倒卵形或长椭圆状倒披针形，长 4~12cm，宽 2~4.5cm，基部楔形渐尖，顶端钝或急尖，边缘波状锯齿或锯齿，上面绿色，被稀疏的多细胞节毛，下面紫红色，几无毛；茎叶少数，小，线形，不裂，边缘全缘。头状花序 2~9 个，在茎枝顶端成疏松伞房花序状排列。总苞陀螺形或狭钟状，直径 6~9mm；总苞片 4~5 层，被蛛丝状毛，外层卵形，长 3mm，宽 2mm，顶端钝，中层椭圆形，长 8mm，宽 1.8mm，顶端钝，内层线状披针形或宽线形，长 1.1cm，宽 1mm，顶端钝。小花紫色，长 1.2cm，细管部与檐部各长 6mm。瘦果长圆形，长 3mm，有肋，无毛，顶端有小冠。冠毛 2 层，白色，外层短，糙毛状，长 2~3mm，内层长，羽毛状，长 7mm。花果期 9~10 月。

【生境】生于海拔 2 400~3 700m 的山坡林下或灌丛中。

【采制】夏、秋二季采挖。除去杂质，切段，晒干。

【药材性状】常多数卷缩成团。根茎短小，密生多数须根，黑褐色。基生叶丛生，具长柄；叶片较柔韧，多皱折，展平后呈倒卵状椭圆形，先端钝尖，基部楔形，边缘有波状梳齿，密生节毛；上表面深绿色或绿色，网脉明显，下表面暗紫红色，疏被蛛丝状柔毛及节毛。茎生叶稀少，疏被节毛。茎纤细，长 15~35cm，上部稍有分枝。顶生头状花序；总苞片 4~5 层，呈螺旋状排列，暗紫蓝色，被白色的柔毛；花瓣紫色。气微，味淡。以带根、叶多者为佳。

【性味】性平，味淡、微苦。

【临床应用】

（1）湿热白带，小便淋沥涩痛：蝙蝠七 10g，车前草 12g，鱼腥草 10g，偏头草 6g。

水煎服。

（2）痈肿疮疖：蝙蝠七鲜品适量。捣烂外敷；或蝙蝠七 12g，千里光 12g，鱼腥草 12g。水煎服。

（3）毒蛇咬伤：蝙蝠七鲜品适量。捣烂外敷。

【参考文献】

［1］宝鸡市卫生局 . 太白山本草志［M］. 西安 :陕西科学技术出版社 ,1993 :288.

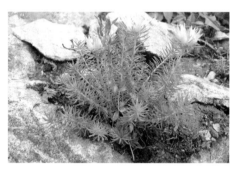

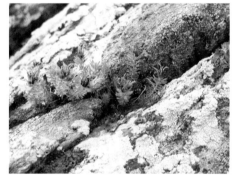
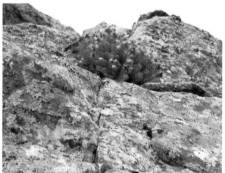

凤尾七（小丛红景天原植物图）

【来源】景天科红景天属植物小丛红景天 *Rhodiola dumulosa*（Franch.）S.H. Fu 的全草和根。

【植物形态】多年生草本。根颈粗壮，分枝，地上部分常被有残留的老枝。花茎聚生主轴顶端，长 5~28cm，直立或弯曲，不分枝。叶互生，线形至宽线形，长 7~10mm，宽 1~2mm，先端稍急尖，基部无柄，全缘。花序聚伞状，有 4~7 花；萼片 5，线状披针形，长 4mm，宽 0.7~0.9mm，先端渐尖，基部宽；花瓣 5，白或红色，披针状长圆形，直立，长 8~11mm，宽 2.3~2.8mm，先端渐尖，有较长的短尖，边缘平直，或多少呈流苏状；雄蕊 10，较花瓣短，对萼片的长 7mm，对花瓣的长 3mm，着生花瓣基部上 3mm 处；鳞片 5，横长方形，长 0.4mm，宽 0.8~1mm，先端微缺；心皮 5，卵状长圆形，直立，长 6~9mm，基部 1~1.5mm 合生；种子长圆形，长 1.2mm，有微乳头状凸起，有狭翅。花期 6~7 月，果期 8 月。

【生境】生于海拔 2 900~3 900m 的向阳山坡岩石上及石隙中。

【采制】秋季采挖，除去残茎叶及须根，洗净，晒干或阴干。

【药材性状】根茎粗壮，黑褐色，长 6~10cm，直径约 1~1.5cm，上端有环节，下端常有分枝 2~3 条，浅褐色或黄色，多扭曲。根茎顶端有许多残留的老枝，黑褐色，叶中痕不明显。根茎顶端常有红褐色的芽。茎丛生，直分枝。叶细小，暗褐色，互生，无柄，常脱落，展开后，长多不及 5mm，宽 1mm。花红褐色，聚生茎顶。气微，味微苦。

【性味】性平，味甘、涩、微苦。

【临床应用】

（1）妇女虚痨，干血痨：凤尾七 9~12g。黄酒煎服。

（2）胃热口臭：凤尾七适量。捣烂绞汁。取汁含口中。

（3）月经不调，骨蒸劳热，头晕目眩：凤尾七 12g，夏枯草 12g，天蓬草 9g，透骨草 9g，鹿衔草 9g，鱼腥草 9g，茱苓草 6g。水煎服，黄酒为引。

【参考文献】

［1］国家中医药管理局《中华本草》编委会 . 中华本草：第三卷［M］. 上海：上海科学技术出版社，1999：761.

［2］黄泰康，丁志遵，赵守训，等 . 现代本草纲目［M］. 北京：中国医药科技出版社，2001：618.

［3］郭增军 . 陕西七药［M］. 西安：陕西科学技术出版社，2003：73-75.

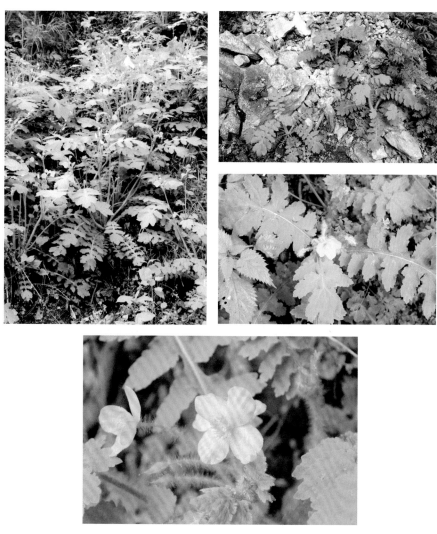

大人血七（金罂粟原植物图）

【来源】罂粟科金罂粟属植物金罂粟 *Stylophorum lasiocarpum*（Oliv.）Fedde 的带根全草或根。

【植物形态】草本，高 30~50（~100）cm，具血红色液汁。茎直立，通常不分枝，无毛。基生叶数枚，叶片轮廓倒长卵形，大头羽状深裂，长 13~25cm，裂片 4~7 对，疏离，侧裂片卵状长圆形，长 3~5cm，具有不规则的锯齿或圆齿状锯齿，下部羽片较小，顶生裂片宽卵形，长 7~10cm，宽 5~7cm，边缘具有不等的粗齿，表面绿色，背面具白粉，两面无毛；叶柄长 7~10cm，无毛；茎生叶 2~3 枚，生于茎上部，近对生或近轮生，叶片同基生叶，叶柄较短。花 4~7 朵，于茎先端排列成伞形花序；花梗长 5~15cm；苞片狭卵形，渐尖，长 1~1.5cm。萼片卵形，长约 1cm，急尖，外面被短柔毛；花瓣黄色，倒卵状圆形，长约 2cm；雄蕊长约 1.2cm，花丝丝状，花药长圆形，长约 1.5mm；子房圆柱形，长约 1.2cm，被短毛，花柱长约 3mm，柱头 2 裂，裂片大，近平展。蒴果狭圆柱形，长 5~8cm，粗约 5mm，被短柔毛。种子多数，卵圆形，长约 1mm，具网纹，有鸡冠状的种阜。花期 4~8 月，果期 6~9 月。

【生境】生于海拔 700~2 200m 的高山林下阴处。

【采制】夏、秋采挖，去尽泥土、杂质，晒干备用或鲜用。

【药材性状】根茎为不规则长条形。表面凹凸不平，棕褐色，着生多数须根。断面不平坦，暗红棕色，有纤维性。茎稍扭曲，扁平状，棕色或棕褐色，具纵直纹理，断面中空。叶多皱缩破碎，灰褐色或灰绿色，完整的叶展开后呈大羽状深裂，基生叶柄长。气微，味苦。

【性味】性平，味苦涩。

【临床应用】

（1）跌打损伤：大人血七根 6g。水煎服。

（2）外伤出血：大人血七（全株）、索骨丹、红三七各等量。共研细粉，撒敷伤口。

（3）疮疖：大人血七（全株）、螺丝七各等量。共研细粉，用醋调敷患处。

（4）咳血，吐血，尿血，便血：大人血七 3~9g。酒浸服。

（5）小便不通：大人血七 15g。水煎，日服 2 次，连服 3 天。

【参考文献】

［1］黄泰康,丁志遵,赵守训,等.现代本草纲目［M］.北京:中国医药科技出版社,2001 :111.

［2］国家中医药管理局《中华本草》编委会.中华本草:第 3 册［M］.上海:上海科学技术出版社,1999 : 627.

［3］陕西省革命委员会卫生局,商业局.陕西中草药［M］.北京:科学出版社,1971 :735–738.

［4］蔡永敏.中药药名辞典［M］.北京:中国中医药出版社,1996 :18.

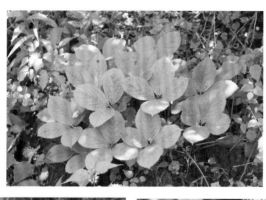

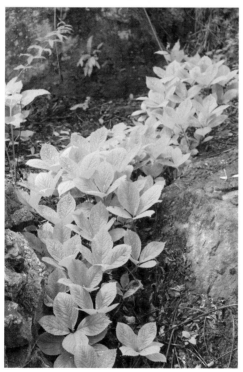

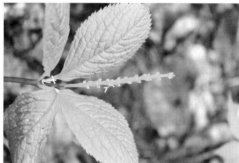

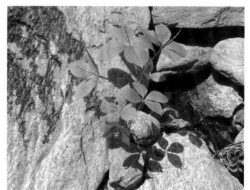

马尾七（银线草原植物图）

【来源】金粟兰科金粟兰属植物银线草 *Chloranthus japonicus* Siebold 的全草或根及根茎。

【植物形态】多年生草本，高 20~49cm；根状茎多节，横走，分枝，生多数细长须根，有香气；茎直立，单生或数个丛生，不分枝，下部节上对生 2 片鳞状叶。叶对生，通常 4 片生于茎顶，成假轮生，纸质，宽椭圆形或倒卵形，长 8~14cm，宽 5~8cm，顶端急尖，基部宽楔形，边缘有齿牙状锐锯齿，齿尖有一腺体，近基部或 1/4 以下全缘，腹面有光泽，两面无毛，侧脉 6~8 对，网脉明显；叶柄长 8~18mm；鳞状叶膜质，三角形或宽卵形，长 4~5mm。穗状花序单一，顶生，连总花梗长 3~5cm；苞片三角形或近半圆形；花白色；雄蕊 3 枚，药隔基部连合，着生于子房上部外侧；中央药隔无花药，两侧药隔各有 1 个 1 室的花药；药隔延伸成线形，长约 5mm，水平伸展或向上弯，药室在药隔的基部；子房卵形，无花柱，柱头截平。核果近球形或倒卵形，长 2.5~3mm，具长 1~1.5mm 的柄，绿色。花期 4~5 月，果期 5~7 月。

【生境】生于海拔 500~2 300m 的山坡或山谷杂木林下荫湿处或沟边草丛中。

【采制】7~9 月采挖全草及根，鲜用或晒干。

【药材性状】根茎节间较疏，表面暗绿色。根须状，细长圆柱形，稍弯曲，长 5~20cm，直径 0.1~1.5mm；表面土黄色或灰白色，平滑。质脆易折断，断面较平整，皮部灰白色，木部黄白色，皮部发达，易与木部分离。气微香，味微苦。

【性味】性温，味辛、苦；有毒。

【临床应用】

（1）劳伤：马尾七 9~15g。白酒 500g，泡酒剂服。一次 2~3 酒盅，一日 1~2 次。

（2）跌打损伤，骨折，扭伤：马尾七鲜品适量。取食盐适量，共捣烂，烘热敷患处。同时可用马尾七鲜品 1.5~3g，水煎服；或马尾七干品研末服，一次 0.6~0.9g。

（3）风寒感冒，咳嗽气喘：马尾七 1.5~3g。水煎服。

（4）白带：马尾七 30~60g。炖鸡肉，分数次服。

（5）头疮，秃疮，皮肤瘙痒：马尾七适量。煎汤外洗；或研末外敷。

（6）疮疖，疥癣等皮肤病：马尾七鲜品适量。捣碎。外敷用。

（7）无名肿毒：马尾七鲜根适量。洗净捣烂，加黄酒少许，调敷患处。

【禁忌】心脏病、吐血史及孕妇忌服。

【注意事项】全株有毒，内服宜慎。

【参考文献】

[1] 李世全.秦岭巴山天然药物志[M].西安:陕西科学技术出版社,1987:50.

[2]《华山药物志》编辑委员会.华山药物志[M].西安:陕西科学技术出版社,1985:134.

[3] 陕西省革命委员会卫生局,商业局.陕西中草药[M].北京:科学出版社,1971:556.

[4] 张志英,李继瓒,陈彦生.陕西种子植物名录[M].西安:陕西旅游出版社,2000:22.

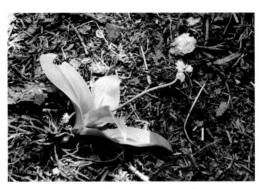

雷公七（七筋菇原植物图）

【来源】百合科七筋菇属植物七筋菇 *Clintonia udensis* Trautv. et Mey. 的全草或根。

【植物形态】根状茎较硬，粗约 5mm，有撕裂成纤维状的残存鞘叶。叶 3~4 枚，纸质或厚纸质，椭圆形、倒卵状矩圆形或倒披针形，长 8~25cm，宽 3~16cm，无毛或幼时边缘有柔毛，先端骤尖，基部成鞘状抱茎或后期伸长呈柄状。花葶密生白色短柔毛，长 10~20cm，果期伸长可达 60cm；总状花序有花 3~12 朵，花梗密生柔毛，初期长约 1cm，后来伸长可达 7cm；苞片披针形，长约 1cm，密生柔毛，早落；花白色，少有淡蓝色；花被片矩圆形，长 7~12mm，宽 3~4mm，先端钝圆，外面有微毛，具 5~7 脉；花药长 1.5~2mm，花丝长 3~5（~7）mm；子房长约 3mm，花柱连同浅 3 裂的柱头长 3~5mm。果实球形至矩圆形，长 7~12（~14）mm，宽 7~10mm，自顶端至中部沿背缝线作蒴果状开裂，每室有种子 6~12 颗。种子卵形或梭形，长 3~4.2mm，宽约 2mm。花期 5~6 月，果期 7~10 月。

【生境】生于海拔 1 700~3 800m 的高山疏林下或阴坡疏林下。

【采制】夏、秋季采收，洗净，鲜用或晾干。

【药材性状】全草皱缩，有短根茎及细须根。具叶 3~4 片。完整叶片椭圆形或卵状长圆形，长 8~25cm，宽 3~16cm。先端骤短尖，基部楔形并下延；全缘，纵行叶脉多而细，并可见横脉。通常两面无毛。纸质至厚纸质。

【性味】性凉，味苦、微辛；有小毒。

【临床应用】

（1）跌打损伤，劳伤：七筋菇 0.5~1g。泡酒服。

（2）漆疮：鲜七筋菇适量。捣烂取汁，兑菜油或醋外搽。

【禁忌】脾虚便溏者禁服。

【注意事项】此药宜单独使用，不宜与他药合用。服药过量则会引起腹泻。

【参考文献】

［1］江苏新医学院.中药大辞典:下册［M］.上海:上海科学技术出版社,1977:2469.

［2］国家中医药管理局《中华本草》编委会.中华本草:第8卷［M］.上海:上海科学技术出版社,1999:78.

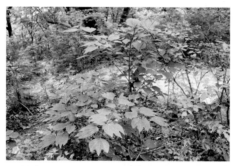

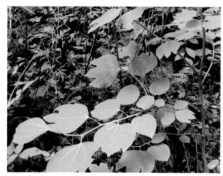 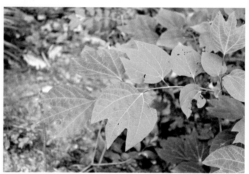

三钻七（三桠乌药原植物图）

【来源】樟科山胡椒属植物三桠乌药 *Lindera obtusiloba* Blume 的树皮。

【植物形态】落叶乔木或灌木，高 3~10m；树皮黑棕色。小枝黄绿色，当年枝条较平滑，有纵纹，老枝渐多木栓质皮孔、褐斑及纵裂；芽卵形，先端渐尖；外鳞片 3、革质，黄褐色，无毛，椭圆形，先端尖，长 0.6~0.9cm，宽 0.6~0.7cm；内鳞片 3，有淡棕黄色厚绢毛；有时为混合芽，内有叶芽及花芽。叶互生，近圆形至扁圆形，长 5.5~10cm，宽 4.8~10.8cm，先端急尖，全缘或 3 裂，常明显 3 裂，基部近圆形或心形，有时宽楔形，上面深绿，下面绿苍白色，有时带红色，被棕黄色柔毛或近无毛；三出脉，偶有五出脉，网脉明显；叶柄长 1.5~2.8cm，被黄白色柔毛。花序在腋生混合芽，混合芽椭圆形，先端亦急尖；外面的 2 片芽鳞革质，棕黄色，有皱纹，无毛，内面鳞片近革质，被贴服微柔毛；花芽内有无总梗花序 5~6，混合芽内有花芽 1~2；总苞片 4，长椭圆形，膜质，外面被长柔毛，内面无毛，内有花 5 朵。（未开放的）雄花花被片 6，长椭圆形，外被长柔毛，内面无毛；能育雄蕊 9，花丝无毛，第三轮的基部着生 2 个具长柄宽肾形具角突的腺体，第二轮的基部有时也有 1 个腺体；退化雌蕊长椭圆形，无毛，花柱、柱头不分，呈一小凸尖。雌花花被片 6，长椭圆形，长 2.5mm，宽 1mm，内轮略短，外面背脊部被长柔毛，内面无毛，退化雄蕊条片形，第一、二轮长 1.7mm，第三轮长 1.5mm，基部有 2 个具长柄腺体，其柄基部与退化雄蕊基部合生；子房椭圆形，长 2.2mm，直径 1mm，无毛，花柱短，长不及 1mm，花未开放时沿子房向下弯曲。果广椭圆形，长 0.8cm，直径 0.5~0.6cm，成熟时红色，后变紫黑色，干时黑褐色。花期 3~4 月，果期 8~9 月。

【生境】生于海拔 500~3 000m 的山谷溪边、杂木林中或林缘。

【采制】全年均可剥取树皮，晒干备用。

【药材性状】树皮呈细卷筒状，长 16~25cm，宽 2cm，厚 1.5~2mm。外表面灰褐色，粗糙，具不规则细纵纹和斑块状纹理，有凸起的类圆形小皮孔，栓皮脱落或刮去后较光滑，棕黄色至红棕色；内表面红棕色，平坦，可见细纵纹，划之略显油痕。质硬脆，折断面较平坦，外层棕黄色，内层红棕色而略带油质。气微香，味淡、微辛。

【性味】性温，味辛。

【临床应用】

（1）脾胃气滞所致的脘腹疼痛：三钻七 6g、长胜七 12g、地胡椒 6g、朱砂七 10g。水煎服。

（2）肝气郁结，胁肋胀痛：三钻七 6g，醋朱砂七 10g，白芍 10g，长胜七 10g。水煎服。

（3）瘀血阻滞所致的月经不调，闭经，痛经：三钻七与红毛七、当归等配伍使用。

（4）跌打损伤，瘀血肿痛：三钻七鲜品捣烂外敷；或水煎外洗。

【参考文献】

［1］中国科学院植物研究所 . 中国高等植物图鉴：第一册［M］. 北京：科学出版社，1985：863.

［2］张志英，李继瓒，陈彦生 . 陕西种子植物名录［M］. 西安：陕西旅游出版社，2000：41.

［3］南京中医药大学 . 中药大辞典：上册［M］.2 版 . 上海：上海科学技术出版社，2006：88.

［4］国家中医药管理局《中华本草》编委会 . 中华本草：第 3 册［M］. 上海：上海科学技术出版社，1999：67.

［5］《全国中草药汇编》编写组 . 全国中草药汇编：下册［M］. 北京：人民卫生出版社，1978：19.

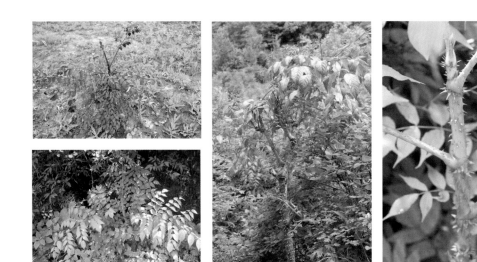

飞天蜈蚣七（楤木原植物图）

【来源】五加科楤木属植物楤木 *Aralia elata*（Miq.）Seem. 的根皮。

【植物形态】灌木或乔木，高 2~5m，稀达 8m，胸径达 10~15cm；树皮灰色，疏生粗壮直刺；小枝通常淡灰棕色，有黄棕色绒毛，疏生细刺。叶为二回或三回羽状复叶，长60~110cm；叶柄粗壮，长可达 50cm；托叶与叶柄基部合生，纸质，耳廓形，长 1.5cm 或更长，叶轴无刺或有细刺；羽片有小叶 5~11，稀 13，基部有小叶 1 对；小叶片纸质至薄革质，卵形、阔卵形或长卵形，长 5~12cm，稀长达 19cm，宽 3~8cm，先端渐尖或短渐尖，基部圆形，上面粗糙，疏生糙毛，下面有淡黄色或灰色短柔毛，脉上更密，边缘有锯齿，稀为细锯齿或不整齐粗重锯齿，侧脉 7~10 对，两面均明显，网脉在上面不甚明显，下面明显；小叶无柄或有长 3mm 的柄，顶生小叶柄长 2~3cm。圆锥花序大，长 30~60cm；分枝长 20~35cm，密生淡黄棕色或灰色短柔毛；伞形花序直径 1~1.5cm，有花多数；总花梗长 1~4cm，密生短柔毛；苞片锥形，膜质，长 3~4mm，外面有毛；花梗长 4~6mm，密生短柔毛，稀为疏毛；花白色，芳香；萼无毛，长约 1.5mm，边缘有 5 个三角形小齿；花瓣5，卵状三角形，长 1.5~2mm；雄蕊 5，花丝长约 3mm；子房 5 室；花柱 5，离生或基部合生。果实球形，黑色，直径约 3mm，有 5 棱；宿存花柱长 1.5mm，离生或合生至中部。花期 7~9 月，果期 9~12 月。

【生境】生于海拔 1 000~2 000m 的灌木丛中。

【采制】春、夏季可采根皮（去外皮），洗净，晒干备用。

【药材性状】楤木树皮呈剥落状，卷筒状，槽状或片状，厚 0.3~0.6cm。外表面粗糙不平，灰褐色、灰白色或黄棕色，有纵皱纹及横纹，有的散有刺痕或断刺；内表面淡黄色、黄白色或深褐色。质坚脆，易折断，断面纤维性。气微香，味微苦，茎皮嚼之有黏性。

【性味】性温，味微苦。

【临床应用】

（1）风湿关节痛：飞天蜈蚣七（刮去表面粗皮）30g。用猪瘦肉 120g 煎汤，以汤煎药服。

（2）跌打损伤：鲜飞天蜈蚣七适量。捣烂敷患处。筋骨折断亦可敷用。

（3）伤风：飞天蜈蚣七茎 90g。老酒 60g，加水适量，煎 3 小时服。

（4）肾盂肾炎，膀胱炎：飞天蜈蚣七 30g，广金钱草 9g，粪箕笃 15g，露兜筋 15g。水煎分 3 次服，一日 1 剂。

（5）胃溃疡：飞天蜈蚣七皮 60g，炒鸡内金 60g。共研极细末，一次 3g，一日 3 次，饭前以飞天蜈蚣七根 15g，煎水进服。

（6）胃及十二指肠溃疡：飞天蜈蚣七皮 9~15g。水煎服。

（7）急性胆道感染：飞天蜈蚣七 30g，白及 30g。水煎服。

（8）吐血：飞天蜈蚣七 15g，鸡冠花 15g，茅花 30g。水煎加冰糖服。

（9）疟疾：飞天蜈蚣七 15g，常山 15g，地骨皮 15g。白老酒适量。先取鲜常山头用火烤出涎后，合入他药用。炖老酒服。

（10）大漆皮炎：飞天蜈蚣七茎切碎，取 250~500g，加水 3 000~4 000ml，煮沸 30 分钟去渣，趁热倒入脸盆，先熏患处，待水温和后，再洗患处。一日 1~2 次。

（11）骨髓炎，深部脓疡：鲜飞天蜈蚣七、鲜三白草、鲜狭叶山胡椒、鲜白蔹各等量。捣烂敷溃疡处，夏天一日换药 1 次，冬天间日换 1 次。

【注意事项】孕妇慎用。

【参考文献】

［1］李世全.秦岭巴山天然药物志［M］.西安:陕西科学技术出版社,1987 ;343.

［2］国家中医药管理局《中华本草》编委会.中华本草:第 5 册［M］.上海:上海科学技术出版社,1999 ;789.

［3］徐国钧,何宏贤,徐珞珊,等.中国药材学［M］.北京:中国医药科技出版社,1996 ;825.

果实

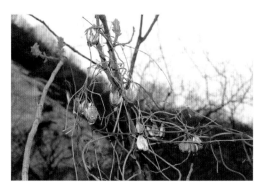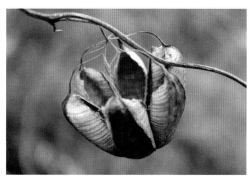

扁担七（北马兜铃原植物图）

【来源】马兜铃科马兜铃属植物北马兜铃 *Aristolochia contorta* Bunge 的干燥成熟果实。

【植物形态】草质藤本，茎长达 2m 以上，无毛，干后有纵槽纹。叶纸质，卵状心形或三角状心形，长 3~13cm，宽 3~10cm，顶端短尖或钝，基部心形，两侧裂片圆形，下垂或扩展，长约 1.5cm，边全缘，上面绿色，下面浅绿色，两面均无毛；基出脉 5~7 条，邻近中脉的二侧脉平行向上，略叉开，各级叶脉在两面均明显且稍凸起；叶柄柔弱，长 2~7cm。总状花序有花 2~8 朵或有时仅 1 朵生于叶腋；花序梗和花序轴极短或近无；花梗长 1~2cm，无毛，基部有小苞片；小苞片卵形，长约 1.5cm，宽约 1cm，具长柄；花被长 2~3cm，基部膨大呈球形，直径达 6mm，向上收狭呈一长管，管长约 1.4cm，绿色，外面无毛，内面具腺体状毛，管口扩大呈漏斗状；檐部一侧极短，有时边缘下翻或稍二裂，另一侧渐扩大呈舌片；舌片卵状披针形，顶端长渐尖具延伸成 1~3cm 线形而弯扭的尾尖，黄绿色，常具紫色纵脉和网纹；花药长圆形，贴生于合蕊柱近基部，并单个与其裂片对生；子房圆柱形，长 6~8mm，6 棱；合蕊柱顶端 6 裂，裂片渐尖，向下延伸成波状圆环。蒴果宽倒卵形或椭圆状倒卵形，长 3~6.5cm，直径 2.5~4cm，顶端圆形而微凹，6 棱，平滑无毛，成熟时黄绿色，由基部向上 6 瓣开裂；果梗下垂，长 2.5cm，随果开裂；种子三角状心形，灰褐色，长宽均 3~5mm，扁平，具小疣点，具宽 2~4mm、浅褐色膜质翅。花期 5~7 月，果期 8~10 月。

【生境】生于海拔 500~1 200m 的山野林缘，溪流两岸，路旁及山坡灌丛中。

【采制】9~10 月果实成熟期采摘，晒干备用。马兜铃：搓碎去筋，筛净泥土。蜜兜铃：取净马兜铃，加炼熟的蜂蜜与开水少许拌匀，稍闷，置锅内用文火炒至不粘手为度，取出，放凉（每马兜铃 100kg，用炼熟蜂蜜 35~40kg）。

【药材性状】蒴果卵圆形或椭圆状倒卵形。长 3~5cm，直径 2~4cm，上端平截中央微凹，有花柱残痕；果柄细，长 2~6cm；表面黄绿色、灰绿色或棕褐色，有纵棱线 12 条，由棱线分出多数横向平行的细脉纹。果实轻而脆，易裂为 6 瓣；果皮内表面平滑而带光泽，有密的横向脉纹；果实分 6 室，种子多数，平叠整齐排列。种子扁平而薄，钝三角形或扇形，长 6~20mm，宽 6~12mm，边缘有翅，淡棕色。气特殊，味微苦。

【性味】性寒，味苦、微辛。

【临床应用】

（1）肺热咳嗽，气急喘促：扁担七 7 枚，桑白皮根（锉）10g，甘草（炙）6g，升麻 3g。水煎服，一日 3 次。

（2）久嗽不愈：扁担七 2g，瓜蒌仁霜 1g，北五味子 10g。俱炒共为末，每服 3g，早晚食后白汤调送。

（3）小儿肺虚，气粗喘促：扁担七 15g，阿胶 45g，牛蒡子 7.5g，甘草 7.5g，杏仁 7 个，糯米 30g。食后水煎温服。

（4）百日咳：扁担七 6g，百部 6g，大蒜 3 头。当茶饮，一日一剂。

（5）血痔诸痔疮：扁担七 3g，甘草 1.5g，怀生地 6g，白术 6g。作五剂，水煎服。

（6）心痛：扁担七一个。灯上烧存性，为末，温酒服。

【禁忌】虚寒喘咳、脾虚便泻者禁服。

【注意事项】胃弱者慎服。

【参考文献】

［1］国家中医药管理局《中华本草》编委会．中华本草：第 3 册［M］．上海：上海科学技术出版社，1999：463-466．

［2］陕西省革命委员会卫生局，商业局．陕西中草药［M］．北京：科学出版社，1971：359．

［3］郭增军．陕西七药［M］．西安：陕西科学技术出版社，2003：300-304．

藤茎

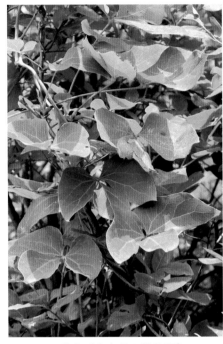

五花七（大血藤原植物图）

【来源】木通科大血藤属植物大血藤 *Sargentodoxa cuneata*（Oliv.）Rehd. et Wils. 的藤茎。

【植物形态】落叶木质藤本，长达 10 余米。藤径粗达 9cm，全株无毛；当年枝条暗红色，老树皮有时纵裂。三出复叶，或兼具单叶，稀全部为单叶；叶柄长为 3~12cm；小叶革质，顶生小叶近棱状倒卵圆形，长 4~12.5cm，宽 3~9cm，先端急尖，基部渐狭成 6~15mm 的短柄，全缘，侧生小叶斜卵形，先端急尖，基部内面楔形，外面截形或圆形，上面绿色，下面淡绿色，干时常变为红褐色，比顶生小叶略大，无小叶柄。总状花序长 6~12cm，雄花与雌花同序或异序，同序时，雄花生于基部；花梗细，长 2~5cm；苞片 1枚，长卵形，膜质，长约 3mm，先端渐尖；萼片 6，花瓣状，长圆形，长 0.5~1cm，宽 0.2~0.4cm，顶端钝；花瓣 6，小，圆形，长约 1mm，蜜腺性；雄蕊长 3~4mm，花丝长仅为花药一半或更短，药隔先端略突出；退化雄蕊长约 2mm，先端较突出，不开裂；雌蕊多数，螺旋状生于卵状凸起的花托上，子房瓶形，长约 2mm，花柱线形，柱头斜；退化雌蕊线形，长 1mm。每一浆果近球形，直径约 1cm，成熟时黑蓝色，小果柄长 0.6~1.2cm。种子卵球形，长约 5mm，基部截形；种皮黑色、光亮、平滑；种脐显著。花期 4~5 月，果期 6~9 月。

【生境】生于海拔 800~1 300m 山坡疏林、溪边。

【采制】8~9 月或全年采收，洗净，润透，切段或切片晒干。

【药材性状】茎圆柱状，略弯曲，长 30~90cm，直径 1~4.2cm。表面灰棕色，粗糙，有多数颗粒状凸起的皮孔及少数明显的横裂纹，栓皮有时呈鳞片状裂开而露出红棕色内皮，节部向外凸起，可见略凹陷的分枝痕。质坚硬，横切面皮部厚 1.5~5mm，红棕色，较疏松，有数处向内嵌入木部，有棕黑色或黑色斑纹（分泌细胞）；木部黄白色，射线红棕色，宽窄不一，导管部黄白色，呈明显放射状纹理（习称菊花纹）。气微，味微涩。

【性味】性平，味苦。

【临床应用】

（1）肠痈，生于小肚角，微肿而小腹隐痛不止者，若毒气不散，渐大，内攻而溃，则成大患：五花七约 30g。以好酒二碗，煎一碗，午前一服，醉，卧之。午后用紫花地丁约 30g，亦如前煎服，服后痛必渐止为效。然后以当归 15g，蚕蜕 6g，僵蚕 6g，天龙 3g，大黄 3g，石礵矩 15g（此草药），老蜘蛛二个（捉放新瓦上，以酒盅盖定，外用火煅干存性）。共为末，每空心用酒调送 3g 许，日渐服，病自消。

（2）急慢性阑尾炎，阑尾脓肿：五花七 60g，紫花地丁 30g。水煎服。

（3）风湿筋骨疼痛，经闭腰痛：五花七 18~30g。水煎服。

（4）风湿腰腿痛：五花七 9g，牛膝 9g，青皮 6g，长春七 6g，朱砂七 6g。水煎服。

（5）肠胃炎腹痛：五花七 9~15g。水煎服。

（6）钩虫病：五花七 9g，钩藤 9g，牵牛花 9g，凤叉蕨 9g。水煎服。

（7）小儿疳积，蛔虫或蛲虫症：五花七 15g，红石耳 15g。共研细末。拌白糖食。

（8）小儿蛔虫腹痛：五花七根适量。研粉。一次吞服 4.5g。

（9）跌打损伤：五花七与骨碎补适量。共捣烂。敷伤处。

（10）血虚经闭：五花七 15g，益母草 9g，叶底红 12g，香附 6g。水煎。配红砂糖适量调服。

（11）血崩：五花七 15g，仙鹤草 15g，白茅根 15g。水煎服。

（12）胆道蛔虫病：五花七 30g。加黄酒 120ml，煎至 60ml 为 1 剂。成人日服 2 次，一次 1 剂。小儿用量酌减。初步观察 5 例，分别于服药 1~4 日后腹痛消失；治疗期间有 4 例排出蛔虫。

（13）瘤型麻风结节：①五花七 500g。研粉，制成丸剂。日服 2 次，一次 9g。②五花七根 500g。切片，白酒 5kg 浸泡 10~20 天。一次服 10~20ml，一日 3 次。

（14）风湿性关节炎：五花七 30g，透骨香 30g，香樟根 30g。水煎，两次分服，一日 1 剂。连服数天可见关节红肿消退，疼痛减轻。

（15）灼伤：五花七 500g，金樱子根 500g。水煎成 500ml，对已发生感染的创面可行湿敷，能促使创面清洁，加速愈合。

【注意事项】孕妇不宜多服。

【参考文献】

[1] 任仁安.中药鉴定学[M].上海:上海科学技术出版社,1986:264.

[2] 国家中医药管理局《中华本草》编委会.中华本草:第3册[M].上海:上海科学技术出版社,1999:338.

[3] 黄泰康,丁志遵,赵守训,等.现代本草纲目[M].北京:中国医药科技出版社,2001:129.

[4] 张志英,李继瓒,陈彦生.陕西种子植物名录[M].西安:陕西旅游出版社,2000:38.

[5] 陕西省革命委员会卫生局,商业局.陕西中草药[M].北京:科学出版社,1971:59-62.

[6] 徐国钧,何宏贤,徐珞珊,等.中国药材学[M].北京:中国医药科技出版社,1996:717.

[7] 郭增军.陕西七药[M].西安:陕西科学技术出版社,2003:54.

[8] 南京中医药大学.中药大辞典:上册[M].2版.上海:上海科学技术出版社,2006:159.

假鳞茎

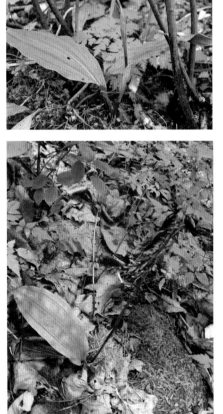

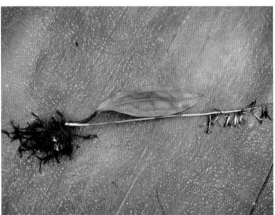

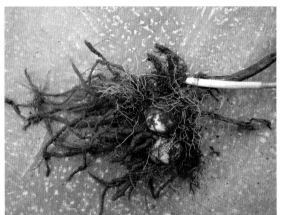

算盘七（杜鹃兰原植物图）

【来源】兰科杜鹃兰属植物杜鹃兰 *Cremastra appendiculata*（D.Don）Makino 的假鳞茎。

【植物形态】假鳞茎卵球形或近球形，长 1.5~3cm，直径 1~3cm，密接，有关节，外被撕裂成纤维状的残存鞘。叶通常 1 枚，生于假鳞茎顶端，狭椭圆形、近椭圆形或倒披针状狭椭圆形，长 18~34cm，宽 5~8cm，先端渐尖，基部收狭，近楔形；叶柄长 7~17cm，下半部常为残存的鞘所包蔽。花葶从假鳞茎上部节上发出，近直立，长 27~70cm；总状花序长（5~）10~25cm，具 5~22 朵花；花苞片披针形至卵状披针形，长（3~）5~12mm；

花梗和子房（3~）5~9mm；花常偏花序一侧，多少下垂，不完全开放，有香气，狭钟形，淡紫褐色；萼片倒披针形，从中部向基部骤然收狭而呈近狭线形，全长 2~3cm，上部宽 3.5~5mm，先端急尖或渐尖；侧萼片略斜歪；花瓣倒披针形或狭披针形，向基部收狭成狭线形，长 1.8~2.6cm，上部宽 3~3.5mm，先端渐尖；唇瓣与花瓣近等长，线形，上部 1/4 处 3 裂；侧裂片近线形，长 4~5mm，宽约 1mm；中裂片卵形至狭长圆形，长 6~8mm，宽 3~5mm，基部在两枚侧裂片之间具 1 枚肉质凸起；肉质凸起大小变化甚大，上面有时有疣状小凸起；蕊柱细长，长 1.8~2.5cm，顶端略扩大，腹面有时有很狭的翅。蒴果近椭圆形，下垂，长 2.5~3cm，宽 1~1.3cm。花期 5~6 月，果期 9~12 月。

【生境】生于海拔 1 800~2 800m 的林下湿地或沟边湿地上。

【采制】8~9 月采挖，除去茎叶洗净，捆成小把，晒干。

【药材性状】干燥假球茎呈圆球状尖圆形或稍扁平，直径 1~2cm，外表棕褐色或灰棕色，有细小皱折。顶端有一圆形的蒂迹；底部凹陷处有须根，须根长约 1~3cm，粗 1~2mm；腰部有下凹或凸起的环节，俗称腰带。假球茎周围被有或疏或密的金黄色丝状毛须及黑色细须，或已将须根及外皮均除去。质坚实，内心黄白色或乌黑色，粗糙。味淡，微香，遇水有黏性。以个大、饱满、断面黄白色、质坚实者为佳。

【性味】性寒，味甘、微辛；有小毒。

【临床应用】

（1）肺燥咳嗽：与麦冬、玉竹配伍使用。

（2）肺痨咳嗽痰少，咳血，胸痛：算盘七 10g，土天冬 10g，灯台七 10g，太白米 3g，太白洋参 12g。水煎服。

（3）痈疽，疔疮，毒蛇咬伤，跌打肿痛：算盘七鲜品或全草捣烂外敷；或与千里光、金沸草等药配伍使用。

【注意事项】正虚体弱者慎服。

【参考文献】

［1］谢宗万．中药材正名词典［M］．北京：北京科学技术出版社，2004：334．

［2］宝鸡市卫生局．太白山本草志［M］．西安：陕西科学技术出版社，1993：447-448．

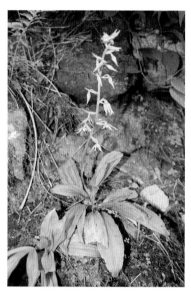
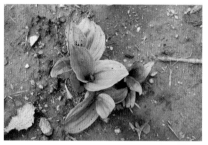
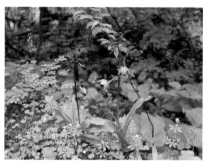

马牙七（流苏虾脊兰原植物图）

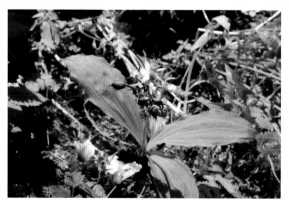

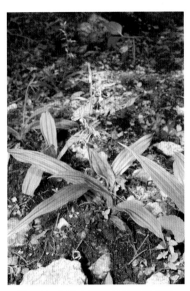

马牙七（剑叶虾脊兰原植物图）

【来源】兰科虾脊兰属植物流苏虾脊兰 *Calanthe alpina* Hook.f. ex Lindl. 和剑叶虾脊兰 *Calanthe davidii* Franch. 的假鳞茎和根。

【植物形态】

（1）流苏虾脊兰：陆生植物，高 20~50cm。茎短。基部被数枚鞘状叶。叶远基生；叶片椭圆形、长圆状卵形或倒卵状椭圆形，长 12~30cm，宽 4~6cm，先端急尖或锐尖，基部收窄成为叶柄。花葶从叶丛长出，高出叶；总状花序具多数或少数花，花序轴略被柔毛；花苞片披针形，长约 15mm，比花梗（连子房）短；花紫红色；萼片卵状披针形，长 1.5~2cm，宽约 6mm，先端长渐尖；侧萼片较中萼片略窄；花瓣卵状披针形，比萼片短而窄，先端渐尖；唇瓣近扇形，不裂，伸展，前部边缘流苏状，先端微凹，其凹缺处具短尖；长圆筒形，伸直，长 2~3.5cm；子房略弧曲，略被柔毛。蒴果倒卵状椭圆形，具纵肋。花期 7 月，果期 7~8 月。

（2）剑叶虾脊兰：陆生植物，高达 75cm。茎极短，基部被数枚鞘状叶。叶近基生，剑形或带状，连叶柄长达 65cm，宽 1~2cm，先端急尖，基部渐窄成长柄。花葶从叶丛中长出，高出叶；总状花序具多数花，花序轴被短柔毛；花苞片比子房（连花梗）长；花黄绿色，长约 8mm，无毛；萼片椭圆形，宽 2~3mm，先端急尖；花瓣与萼片等长，狭椭圆状披针形，宽不及 2mm；唇瓣 3 裂，中裂片 2 叉裂，先端钝，侧裂片近卵圆形，唇盘上面具 3 条鸡冠状褶片；距长约 6mm。花期 7 月，果期 7~8 月。

【生境】生于海拔 1 600~2 300m 的山地、路旁或高山林下湿润处。

【采制】秋季采挖，洗净，晒干备用或鲜用。

【药材性状】根茎粗壮，结节状，长约 5cm，上面横列 7~10 个长卵形的鳞茎或圆柱形的茎基，形似马牙，下面着生多数须根，表面棕褐色，鳞茎上有鞘状叶基或干枯腐烂后残留的纤维束；茎基长 1~2cm，直径约 0.3~0.5cm，上有棕色环纹和纵皱纹；须根长 10~15cm，直径约 2mm，扁缩，上被棕褐色鳞毛状细根，常呈脱落状。质略硬，体轻。断面灰褐色，颗粒状。气微，味淡、微辛。嚼之略有黏性。

【性味】性凉，味辛、微苦；有小毒。

【临床应用】

（1）慢性咽炎：马牙七 3g，八爪金龙 6g。水煎服。

（2）慢性肝炎：马牙七 6g，丹参 15g，紫金牛 15g。水煎服，一日 1 剂，连服两星期为 1 疗程。

（3）溃疡病，胃炎：马牙七 9g，延胡索 9g，浙贝母 9g，白及 9g，乌贼骨 6g，南五味子根 15g。水煎服，一日 1 剂。

（4）急性胃扩张，伤食：马牙七 6g。水煎服。

（5）疮疡：马牙七全草适量。捣烂外敷。

（6）狗咬伤：马牙七全草适量。捣烂外敷。

【参考文献】

［1］李世全. 秦岭巴山天然药物志［M］. 西安：陕西科学技术出版社，1987：198.

［2］南京中医药大学. 中药大辞典：上册［M］.2 版. 上海：上海科学技术出版社，2006：392–393.

［3］陕西省革命委员会卫生局，商业局. 陕西中草药［M］. 北京：科学出版社，1971：221–223.

［4］黄泰康，丁志遵，赵守训，等. 现代本草纲目［M］. 北京：中国医药科技出版社，2001：324.

［5］国家中医药管理局《中华本草》编委会. 中华本草：第 8 册［M］. 上海：上海科学技术出版社，1999：684.

地衣体

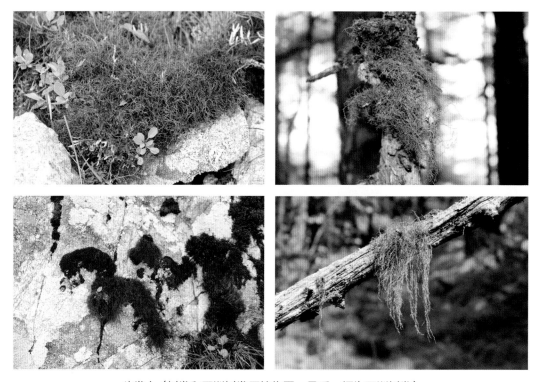

头发七（树发和亚洲树发原植物图，最后一幅为亚洲树发）

【来源】松萝科树发属植物亚洲树发 Alectoria asiatica Du Rietz、双色树发 Alectoria bicolor（Ehrh.）Nyl.、树发 Alectoria jubata（L.）Ach.、沟树发 Alectoria sulcata Nyl. 的地衣体。

【植物形态】

（1）亚洲树发：地衣体悬挂下垂或近下垂，淡绿褐色、橄榄褐色，枝多回分枝，除长枝外，枝表并有刺状短分枝，全株长 10~20cm。具粉芽，子囊盘侧生于分枝上，圆盘形。

（2）双色树发：地衣体悬垂型，多次分枝近等粗，体长 5~10cm。全体具两种色泽，灰绿色为初期嫩枝色泽，老后则呈赭褐色，枝尖呈灰绿色。枝上端具芽堆，呈颗粒状。

（3）树发：地衣体悬垂型，细丝状，多次分枝，体长 15~30cm，主枝粗 0.5mm，小枝粗 0.1mm，圆柱状，基部黄褐色、赭褐色，枝部的中上部呈灰绿色、石青色，枝顶端逐渐窄细，呈头状，有时扭曲；无假杯点，有时有白色粉芽；髓部白色，疏松，遇 5%~10% 氢氧化钾溶液微呈红色。

（4）沟树发：地衣体灌丛状，近直立，高 5~10cm。枝体基部明显扁平，而顶端则为圆柱形，有显著纵条沟；枝表灰白色、灰褐色，顶端黑褐色或暗褐色，平滑，无粉芽和假杯点。子囊盘顶部侧生，圆盘状，直径 3~8mm。盘面淡褐色，有灰白色粉霜，缘部有缘毛。

【生境】生于海拔 3 000~3 400m 的高山树枝干上。

【采制】全年可采，去杂质，洗净，晒干。

【药材性状】不规则的团块状，完整者呈细丝状，长 10~20cm，多分枝。外表黄褐色或棕黑色，基部黑色，略有光泽，中上部具浅白色点状粉芽。侧枝较多，短而细，分枝上具稀少的纤毛，分枝末梢常生长有点状子器，直径约 1mm，暗褐色或黄棕色。质轻松较脆易折断，断面灰白色。气微，味微苦。

【性味】性平，味淡。

【临床应用】

（1）头晕目眩：头发七 9g，瑞苓草 9g，羌活 9g，藁本 9g，石花 15g。水煎服。

（2）遗精，滑精：头发七 30g。焙干研为细末。一次 9g，一日 3 次，温开水送服。

（3）夜睡盗汗：头发七 12g，黄芪 15g，浮小麦 15g，生牡蛎 15g。水煎分 3 次服。

（4）淋病：头发七 15g，八月瓜 12g，茱苓草 9g。水煎服，黄酒为引。

（5）水肿，小便短少：头发七 15g，薏苡仁 30g，车前子 12g。水煎分 3 次服。一日 1 剂，连服 7 剂为宜。

（6）黄水疮：头发七、雄黄、白矾、烧炕之烟尘各适量。研成细粉，撒布患处。

【参考文献】

［1］李世全.秦岭巴山天然药物志［M］.西安:陕西科学技术出版社,1987 :773.

［2］张志英.陕西中药名录［M］.西安:陕西科学技术出版社,1989 :19.

［3］江苏新医学院.中药大辞典:上册［M］.上海:上海科学技术出版社,1977 :785.

［4］胡本祥,万峰峰.头发七的生药学研究［J］.陕西中医学院学报,2001,24(2):36–37.

［5］陕西省革命委员会卫生局,商业局.陕西中草药［M］.北京:科学出版社,1971 :904.

［6］郭增军.陕西七药［M］.西安:陕西科学技术出版社,2003 :111–115.

［7］蔡永敏.中药药名辞典［M］.北京:中国中医药出版社,1996 :114.

［8］吴金陵.中国地衣植物图鉴［M］.北京:中国展望出版社,1987 :166.

［9］宋小妹,刘海静.太白七药研究与应用［M］.北京:人民卫生出版社,2011 :80.

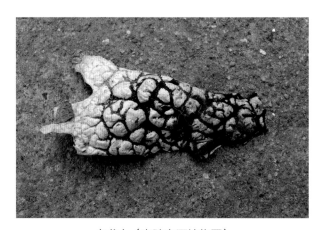

老龙七（光肺衣原植物图）

【来源】牛皮叶科肺衣属植物光肺衣 *Lobaria kurokawae* Yoshim、肺衣 *Lobaria pulmonaria* Hoffm.、网肺衣 *Lobaria retigera* Trev. 等的地衣体。

【植物形态】

（1）光肺衣：地衣体中型至大型叶状，直径可达 18cm，薄而有韧性。背面具明显的凹凸，形成网肋状不平，周边具不规则的鹿角状伸展，间有不规则分叉。共生的藻类是蓝藻。背面潮湿时呈褐橄榄色、绿橄榄色，光滑而微具光泽。腹面色泽呈黑褐色，有绒状假根。子囊盘多数，生于地衣体上表面网状脊上或边缘上，圆盘状。

（2）肺衣：地衣叶状体大型，直径 10~25cm。中央叶状体完整，周围呈掌状开裂，背面灰绿色，网目凸凹极明显，近中外缘有白色凸起的粉芽，圆形，直径 1~1.5mm。腹面呈深褐色，密生茸毛。子囊棒状，孢子 8 枚，具三横隔。

（3）网肺衣：叶状体中型至大型，直径 8~15cm，较薄，周围不规则延伸，叶状体边缘多呈波状，裂瓣不明显，近缘处有时呈虫蚀状孔洞。背面灰褐色、橄榄绿色。网目较小，共生藻为蓝藻。腹面淡黄褐色，有密毛茸。粉芽呈颗粒状，凸起于裂片的末端，白色，上仰。

【生境】生于海拔 2 000m 左右的山区树干基部、树皮表面、岩石表面或土表或藓类丛中，成片结成群落。

【采制】全年可采，洗净，晒干。

【药材性状】地衣体叶状，长约 20cm，凹凸不平成网状，边缘分裂，裂片鹿角状。上表面黄褐色或褐色，下表面白色，凹陷内密生褐色茸毛。子囊盘皿状，赤褐色或黑色，生于表面裂片边缘和棱线上。气微、味淡。

【性味】性平，味淡、微苦。

【临床应用】

（1）消化不良，小儿疳积：老龙七 15g。煎服。

（2）肾炎水肿：老龙七 15g，有柄石韦 15g，车前子 9g。煎服。

（3）风湿浮肿：老龙七、太白羌活、苶苓草、大黄各等份。水煎服。

（4）少腹胀痛：老龙七 9g，红石耳 9g，鱼腥草 6g，枇杷芋 3g，空心萝卜 1 个为引。水煎服。

（5）烫火伤：老龙七适量。研细粉，或烧灰研粉，香油或菜油调敷。

（6）无名肿毒：老龙七 3g，雄黄 3g，明矾 3g，冰片 1.5g。菜油调敷。

（7）白屑病：老龙七炖肉，不加盐食用。

（8）疔疮：老龙七研末，调菜油外敷。

【参考文献】

［1］《华山药物志》编辑委员会．华山药物志［M］．西安：陕西科学技术出版社，1985：169.

［2］李世全．秦岭巴山天然药物志［M］．西安：陕西科学技术出版社，1987：777.

［3］陕西省革命委员会卫生局，商业局．陕西中草药［M］．北京：科学出版社，1971：397-400.

［4］张志英．陕西中药名录［M］．西安：陕西科学技术出版社，1989：16.

［5］江苏新医学院．中药大辞典：上册［M］．上海：上海科学技术出版社，1977：84.

［6］宋立人，洪恂，丁绪亮，等．现代中药学大辞典：下册［M］．北京：人民卫生出版社，2001：792.

［7］宋小妹，刘海静．太白七药研究与应用［M］．北京：人民卫生出版社，2011：85.

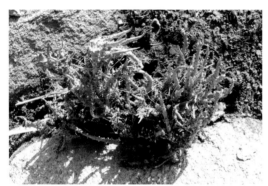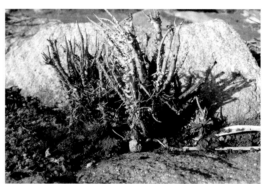

鹿角七（匙石蕊原植物图）

【来源】石蕊科石蕊属植物匙石蕊 *Cladonia gracilis*（L.）Willd. 的地衣体。

【植物形态】地衣体鳞片状，背面黄绿色，腹面白色，无粉芽。果柄（子器柄）由初生地衣体上伸出，圆柱状，较细，中空，高达 8cm，粗 1~3mm，单一或很少上部分枝，枝顶端呈锥状或有稍倾斜的杯，杯底不穿孔，杯缘常再生新杯，分枝腋间无穿孔；表面呈淡灰绿色、绿褐色，皮层较平滑，有龟裂，近基部处常生有小鳞叶。子囊盘生于杯缘上，具短柄，呈褐色。

【生境】生于海拔 3 000~3 700m 的高山草地、岩石、石坑或树皮上，常成一望无边的广大群落。

【采制】四季可采，去杂质，洗净，晒干。

【药材性状】地衣体鳞片状，表面灰绿色，里面灰白色，很少瓣裂，无粉芽。子器柄长约 5cm，直径约 1.5mm，呈树枝状，形如鹿角，先端生有杯状体。杯状体周边延生呈掌状，杯缘生有多数子器。

【性味】性凉，味苦。

【临床应用】

（1）黄水疮：鹿角七适量。煎水洗或晒干研粉，清油调敷患处。

（2）膀胱炎，小便不利：鹿角七 9g，海金沙 9g，金钱草 15g。水煎服。

（3）吐血：鹿角七 9g，景天三七 12g。水煎服。

【参考文献】

［1］郭增军.陕西七药［M］.西安:陕西科学技术出版社,2003 :341.

［2］国家中医药管理局《中华本草》编委会.中华本草:第1册［M］.上海:上海科学技术出版社,1999 : 621.

［3］宝鸡市卫生局.太白山本草志［M］.西安:陕西科学技术出版社,1993 :45.

I　七药药材和原植物中文笔画索引

七药药材拉丁名索引

原植物拉丁名索引